YOGA FOR WITCHES

女巫瑜伽

瑜伽墊上的療癒魔法

作者

莎拉·羅賓森
Sarah Robinson

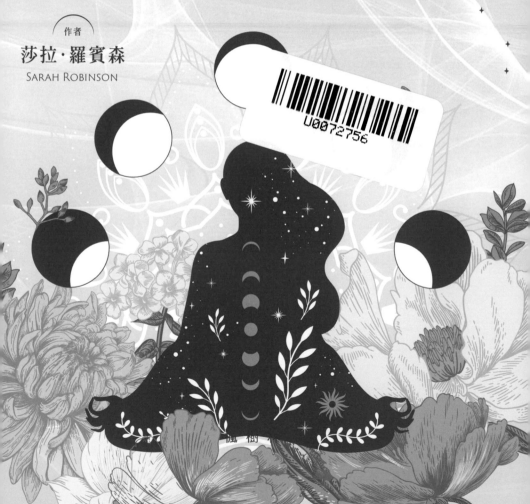

國外好評推薦

《女巫瑜伽》是女巫和女瑜伽士（yogini）都會喜歡的一本好書。

如果你想要深化與大地能量的連結，結合古老的巫術智慧，以及瑜伽的靈性修煉，這本書是非常實用的工具書。莎拉・羅賓森編寫了一本淺顯易懂、內容豐富的指南，無論是對魔法有興趣的瑜伽士，或是剛接觸巫術的見習女巫，都能獲益良多。這也是一本很好的入門書，能帶領讀者投入日常魔法實作、學習最紮實的瑜伽技巧，並從中發現兩者之間共通的美好。

——烏瑪・丁斯莫爾圖里博士（Uma Dinsmore-Tuli），《*Yoni Shakti: A Woman's Guide to Power and Freedom through Yoga and Tantra*》作者，睡眠瑜伽協會（The Yoga Nidra Network）與英國聖多薩生態瑜伽營（Santosa Eco Yoga Camp）創辦人

《女巫瑜伽》精彩有趣、文筆流暢，主題也讓人耳目一新，為當代巫術文學開拓了新的沃土，實在難能可貴。作者用真摯而暖心的口吻、循序漸進的引導，鼓勵讀者去發掘、探索屬於自己的魔法，創造心靈富足的生活，是這本書真正的價值所在。

——菲利絲・庫羅特（Phyllis Curott），威卡女祭司兼人權律師，世界宗教議會（The Parliament of the World's Religions）榮譽副主席，《*Book of Shadows*》、《魔法威卡：喚醒你內在的神聖魔法》、《*The Witches' Wisdom Tarot*》塔羅牌套組等全球暢銷書作家

《女巫瑜伽》以饒富興味、深入淺出的文筆，完美結合兩種古老傳統。對於想要透過創新與創意兼具的方式，結合巫術信仰與瑜伽靈修的現代讀者，這本是不能錯過的經典好書。

——愛麗絲‧格里斯特（Alice B. Grist），《*Dirty and Divine*》作者

《女巫瑜伽》是一本膾炙人口的好書，揉合了瑜伽與巫術傳統，將自然魔法帶到瑜伽墊上與生活中。莎拉以溫柔的筆觸，引導讀者運用東方古老智慧與西方巫術概念，為生活注入更多美好，並在過程中提供關於女神、儀式等豐富資訊與實作建議。無論是想探索巫術的瑜伽士，或是希望深化魔法能量的女巫，這本書都是絕佳的修行指南。

——琳恩‧舒曼（Lyn Thurman），《*Goddess Rising*》、

《*The Inner Goddess Revolution*》作者

如果我決定開始練瑜伽，這本書就是我的首選參考書。

——寶拉‧布萊克斯頓（Paula Brackston），《*The Witch's Daughter*》作者

在《女巫瑜伽》一書中，莎拉‧羅賓森揭開了瑜伽與巫術的神祕面紗，又同時頌揚兩種傳統的神祕色彩，字句之間透露出巧妙的平衡。這本書針對瑜伽與巫術皆有詳盡介紹，但不會讓讀者感覺單調無味。《女巫瑜伽》如教科書紮實豐富，文字卻直白易懂，能喚醒每個人內在蘊藏的魔法力量。

——吉娜‧馬丁（Gina Martin），《*Sisters of the Solstice Moon*》作者

所有還沒「出櫃」的瑜伽女巫一定要拜讀的好書！ 這本書提供了方法和工具，給人鬥志與勇氣，邀請女性創造屬於自己的「Herstory」，活出我們身上的治癒者、女性智者、女神、女瑜伽士、女祭司及女巫。

　　───塔瑪拉・派特倫（Tamara Pitelen），Blue Dea Books 出版社創辦人、

作者、能量療癒師、瑜伽教師

　　我一直希望有人寫這樣的一本書！ 之前就注意到巫術和瑜伽之間的許多關聯，而莎拉以流暢、知性的文筆將這些共通點一一呈現。書裡提供許多靈性練習，編排用心，巧妙結合女巫的魔法以及瑜伽的悠遠歷史，帶領讀者透過呼吸和體位法安穩接地，同時培養女巫之眼，留意日月星辰的神聖循環。

　　───凱蒂・史密斯（Katie Smith），占星師與「都市巫師日誌」（Urban Witchery® Planner）設計師

獻給我的母親，妳是最棒的廚房女巫

免責聲明

　　本書與其他線上資源所含的資訊僅供參考使用，不應取代專業醫學建議，或合格瑜伽師資之直接指導。

　　操作書中練習時，請務必小心，並隨時注意自身狀態。對於進行瑜伽或巫術練習可能引致的任何傷害或損失，作者與出版社概不負責。

　　每個人適合操作的瑜伽動作都不同。建議在合格瑜伽師資從旁引導與輔助下進行，以協助判別哪些動作適合自己。如有任何疑慮，務必在練習瑜伽或從事任何運動前，事先諮詢專業醫師。

目錄

c o n t e n t

你難道要我說，瑜伽只是魔法的幫傭？或是魔法除了彰顯瑜伽，沒有更崇高的目的？當然不是。兩者相輔相成，都是愛的體現⋯⋯魔法要成功，瑜伽可以說是不可或缺的元素。

——二十世紀英國神祕主義學家，
儀式魔法師阿萊斯特・克勞利（Aleister Crowley）

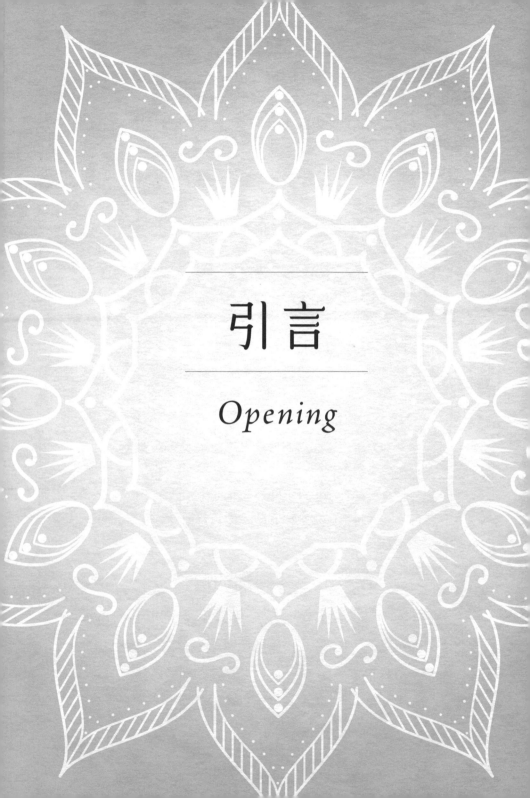

引言

Opening

「**女巫瑜伽全書？**」我的瑜伽學生看著我，一臉「這麼做不好吧？」的表情。「妳確定妳要用『女巫』這兩個字？」

她其實很愛魔法，來自南非的她，告訴我在她的母語裡，魔法叫做「muti」。

我的學生只是覺得使用「女巫」一詞有點冒險⋯⋯女巫引發的負面聯想太多了。

她很擔心書的標題裡如果有這兩個字，可能沒辦法吸引讀者，甚至激起反感或憤怒的情緒。

「不過，妳難道沒看出來，」我回答她：「就是因為這樣，才一定要用這兩個字啊。這是屬於我們的名字，結果被人家奪走了，而且長期下來被誤解、扭曲，變成今天這種負面意象。我要重新拿回這兩個字的主導權，就算心裡有點不安也沒關係。我已經準備好了，盡自己的一份力，重振我們身為女巫的驕傲。」

她接著問：「好，如果妳是女巫的話⋯⋯妳也會投入療癒嗎？」

「我已經在做這件事了。」我說。

瑜伽是我的首選療癒工具。你也可以用各種方法為自己帶來療癒，舉凡藥草、冥想、舞蹈、手作、與大自然連結、塔羅牌及水晶石等。每一個女巫都會運用自身的特殊技能與知識，來療癒自己、療癒所愛的人。如果我們夠幸運的話，她也會把自己的魔法天賦與世界分享。

在墊子上找到你的魔法

「在墊子上找到你的魔法」是我在教瑜伽課時常說的一句話。這句引導語結合了我最喜歡的兩種靈性練習：瑜伽和巫術。一般人

不會將這兩件事聯想在一起，而我寫這本書的初衷，就是希望讓魔法學和瑜伽術碰撞出火花，並點出兩者之間美好的共通點。

瑜伽是以身體與自我對話的靈性修煉，重在肢體的活動，透過內心意圖（intention）與專注的呼吸來引導動作。瑜伽可以說是一種儀式，每一種瑜伽體位法（或姿勢）不只導引身體的律動，也導引各種身體能量的流動。而巫術其實沒什麼不同：一樣是靈性修煉，也需要設定意圖、保持專注。不過，巫術也講求創造，追求與靈界、自然界的場域及週期循環同步。

綜觀古今，許多魔法大師都會透過冥想、瑜伽來集中注意力，全心投入創造魔法的過程。透過《女巫瑜伽》這本書，我希望讓這個單向的過程變成雙向的渠道。

或許你已經對女巫、對瑜伽有一些基本了解，也可能還沒辦法想像這兩件事到底怎麼湊在一起。接下來，我們會分別探討「女巫」、「瑜伽」這兩個概念的最初意涵與象徵，看看它們到底是怎樣的天生絕配。

透過結合瑜伽和巫術，我們能運用連通宇宙的無形能量，創造有形的生命體驗。《女巫瑜伽》將帶你踏上一場探究之旅，探索這兩個靈性領域如何相輔相成、發揮綜效，為生活注入更多安定自在，創造更多能量與魔法。這本書會引導你了解巫術和瑜伽領域的基本概念，掌握更進階的修煉技法，同時點出兩者之間讓人意想不到的巧妙關聯。

我的旅程

我從七歲就開始接觸瑜伽，也去過世界各地的不同城市，修

習各種瑜伽流派。雖然我沒有「含著魔杖出生」，但我參加過英國的「森林知識團」（Woodcraft Folk，一種不帶宗教色彩的童軍訓練營），而且偷偷跟你說（小聲）……我還會跳莫里斯舞！（一種英格蘭民俗舞蹈）因此，我的童年時期不只有探索大自然的樂趣、民俗文化的洗禮，還有一點點異教思想的薰陶。我上完第一堂瑜伽課之後，就買了一張冥想 CD，專輯封面寫著《海洋之夢》（Ocean Dreams）。從那時開始，我就養成冥想練習的習慣，一直持續到今天。我也有一個中型收藏盒，裝了許多（我自認為的）魔法小物。另外還有一個小盒子，裡面有我在一場夏季嘉年華會撿的水晶和石頭、一顆鑲有藍色石頭的復古鈕釦，還有一本魔法咒語書《How to Turn Your Ex-boyfriend into a Toad》。不過，我當時施展的咒語和儀式都是我自己想的，到現在也還是這樣。嚴格按照規矩做事一直都不是我的作風。

這幾年來，我開始認真鑽研相關領域。我目前正在努力增能，希望成為英國格拉斯頓伯里女神廟（Glastonbury Goddess Temple）的女祭司，這間神廟主要供奉凱爾特神話中的女神布莉姬（Brigid）。我也深入探索不同靈性領域，包含異教信仰、德魯伊教（古英國凱爾特文化的主要信仰）、巫術等。我現在有了自己的「影子書」（Book of Shadows，又稱「陰影之書」，為女巫個人的靈學、魔法學筆記，詳見第 6 章介紹），也不錯過任何向其他女巫討教學習的機會。經過這一路的歷練修行、九彎十八拐，我才覺得自己能稱得上一位「瑜伽女巫」（Yoga Witch）。

這個稱呼實在讓我越來越喜歡，因為它具體而微地呈現了女巫一詞的古老起源。從字源學的角度考究，女巫的英文「witch」來自

古英文的「wicca」和「wicche」，意為「有智慧的」，也和古印歐語字首「weik」有關，意思是「彎曲、編排、纏繞」。有誰比一位瑜伽士更適合彎曲、纏繞？而我們瑜伽教師擅於編排動作，引導學員感受身體的智慧，找到屬於自己的魔法空間！

我要特別在這裡指出，這本書和古印度教的瑜伽傳統有關，而我是一個沒有印度血統的白人女子。將這項靈性傳統融入我的生長背景（凱爾特、古北歐、歐系文化）時，我希望能呈現自身文化的一些元素，同時對瑜伽的本源予以最高的尊敬。我想要肯定、頌揚瑜伽的起源地，也想分享這些知識和個人看法。這是我寫作這本書時，對自己的期許，也希望跟大家分享我對瑜伽的深刻體悟：瑜伽是一輩子的修行功課，需要恆常以謙卑之心，不斷學習、用心體察。

那些年，人們口中的「女巫」……

如果你喜歡瑜伽、冥想、神諭卡占卜或芳香療法，對靈性、身心靈療癒有興趣，也許在旁人眼裡，你已經是個女巫了。當然，一定會有人反對這些事物，斥之為怪力亂神或邪教。

在歷史的演變下，「女巫」一詞如今帶有許多負面意象：心狠手辣、報復心強、善妒、易怒、崇拜魔鬼等等。然而，過往散播智慧、守護知識的女性所做的一切，與這些聯想差了十萬八千里，卻仍被貼上邪惡女巫的標籤。幸好，近年來興起了一股女巫正名風氣，世人再次看見了女巫的正面特質，了解女巫其實是充滿力量、靈感敏銳的存在，與日、月、自然的循環共生。世界慢慢能從我們女巫的角度，看見我們的真實模樣。

「女巫」一詞過去用來稱呼女性智者、草藥師、助產士與祭司，能為眾人治療疾病、占卜與給予指點。幾百年來，女巫與女性智者遭受許多宗教團體的譴責與迫害。舉例來說，基督教教會為了掌握權勢與影響力，捏造關於女巫的諸多不實言論，如崇拜魔鬼的信仰等。在教會眼裡，女巫是一種危險的存在。然而，成為女巫，其實是去看見自己內在神聖的一面，在我們的身體裡、活著的地球上，體認到每個人與神性（the divine）的連結。對女巫，或是與大自然共生的任何女性而言，萬物都是循環的一部分。相比之下，有些宗教則規定某個東西、某個人才握有主導權，凡人若要得救，必須服從教義，等著最終的「審判日」來臨，與女巫的世界觀完全相悖。時至今日，對於任何想主張個人權力的人，基督教會一概採取鎮壓、驅逐的態度，許多出色的女性和女巫正是為了爭取自主、自由意志，而付出了極大代價。

　　《聖經》裡幾次提及女巫（通常不是好事），指稱女巫是算命、觀兆、占卜、用迷術或下咒詛的人，以及「交鬼、通靈或求問亡靈」的人（出自《申命記》）。不過，女巫真正引起社會大眾的好奇與注意，其實要回溯到中古世紀的歐洲。最早關於女巫的書籍不只沒幫女巫說什麼好話，還帶有許多偏頗的刻板印象。讓女巫聲名狼藉的第一大惡書要屬 1486 年出版的《女巫之槌》（*Malleus Maleficarum*），書裡鉅細靡遺地描述女巫崇拜撒旦、淫欲無度的種種惡行。想當然，《女巫之槌》出版後，社會對女巫的厭惡有增無減，更加深信女巫是操弄人心、勾引男人的邪惡女性，「女巫獵人」（Witch Hunter）更是士氣大振，打著消滅女巫的名號大肆獵捕女巫，對其施以各種凌虐刑求。與著名的《女巫之槌》相比，

《*Fortalitium Fidei*》和《*Formicarius*》早了十幾年問世，可以說是最早探討巫術的歷史文獻。在《*Formicarius*》中，「witch」一詞通常用來指稱女性，當時很多人無法接受巫師是女性的概念，因為在多數人（包含該書作者）眼裡，女性在生理、心理及道德倫理上都是次於男性的劣等動物。

在這些書籍的推波助瀾下，歐洲的獵巫行動從十六世紀延燒到十八世紀。許多思想開放、獨立且學識出眾的女性因為投入草藥研究、治療、占星、占卜或助產等工作，遭受殘酷迫害。這些事物也從此與巫術脫不了關係，如此觀念深植西方人心中，並延續至今。

1542年，英格蘭國王亨利八世（Henry VIII）首開先例，立法禁止施行巫術。隨著歷任君王改朝換代，法令多次被修正、廢除又重新生效，可見世人其實也說不清自己想禁的到底是什麼。在亨利八世的年代，法律禁止使用魔法或巫術尋找埋藏地下的寶藏。伊莉莎白一世（Elizabeth I）在位時，英國通過《禁止施行咒語、妖術及巫術法》，規定涉嫌女巫若造成傷害，應依法處死。也約莫在這個時期，「遭施巫術致死」的指控開始記載在歷史上。在現有史籍記錄的1,158位謀殺受害者中，有228位的死因是疑似遭施巫術死亡。疑似中毒而死的案例則只有31個，比例相差極大！我想，巫術當時應該是很管用的代罪羔羊，只要死因不明，一律用巫術解釋就對了。（相關史料與數據可參考瑪麗恩·吉布森（Marion Gibson）所著的《*Witchcraft and Society in England and America, 1550-1750*》。）

隨著時代推進，這些法令也跟著探險船隊飄洋過海，來到美洲新大陸，形塑了「新世界」的文化。1692年，著名的塞勒姆女巫審判案（Salem witch trials）在北美的麻薩諸塞州進行，當時麻州為英國

殖民地，因此也受大英帝國的同一套法律管轄。

　　不過，局勢後來有了一百八十度轉變。1735年，英國通過《巫術法》（Witchcraft Act），規定任何人不得宣稱他人有魔法能力，或指控他人施行巫術，否則依法認定有罪。這項法令將巫術除罪化，也終結了各種獵殺、處決女巫的行動。但這時情況也變得有點複雜，施行巫術本身不再是問題，對巫術的信仰、迷信反倒成了一宗罪。原來，當權者的真正目的是掃蕩巫術相關的思想。因此，身為女巫不再是可成立的罪名，但是「假裝」使用任何巫術、魔法、妖術、咒語或從事算命行為，都會遭到起訴。1951年，《巫術法》被廢止，取而代之的是《詐欺性靈媒法》（Fraudulent Mediums Act，該法禁止任何人自稱是靈媒或通靈者，以詐欺手段從中圖利）。2008年，這項法案又被撤換，以《消費者保護法》（Consumer Protection Regulations）取代，終於有了比較中性、像樣的名稱。算一算，女巫從十五世紀被貼上「荒淫墮落」、「與魔鬼打交道」的標籤，一路上風風雨雨，至今竟然已六百年。不過，只要社會不再喊著要燒死、吊死或溺死女巫，應該都是好的發展。只是，寫這本書的當下，在印度和非洲，仍有婦女、孩童被認定為「女巫」而慘遭殺害。同時，卻也有三部以上的熱門電視劇以女巫為主角，描繪她們獨立、堅強又風趣的個性，深受觀眾喜愛。對於女巫和巫術，大眾可以說是抱持著又愛又怕的心理。

　　這段錯綜複雜，剪不斷、理還亂的歷史，反映出自古至今，其實沒有人知道該怎麼定義魔法或巫術。又或者，執政者制定法律之時，刻意保留了模糊空間，以便省去解釋的麻煩，能名正言順地迫害女巫——也許兩個原因都有影響。在父權主義的框架下，西方

社會喜歡用邏輯定義一切、講求實際證據，而魔法、巫術是太過神祕、讓人摸不著頭緒的力量。一半的世界否認其存在，另一半則想把施展魔法的人都處死。

現代女巫有時仍無法擺脫歷史的刻板印象，大眾對於巫術也還是一知半解。會有這個現象，一部分是因為現今女巫流派眾多，而且許多女巫還是希望保有一絲神祕感。

綜觀而言，每個人對於女巫的印象、認知都不同，自身文化對女巫的觀點也有差異，因此影響了我們對女巫的態度。我與旁人分享自己寫的書之後，大家的回應也非常有意思。有個學生很開心地告訴我，她的祖母之前會用哪些草藥、藥酒來舒緩疼痛；另一個學生熱情地跟我分享南非的魔法史；還有一位德國朋友告訴我，德國的女巫每年會相約在北部的布羅肯山，圍著篝火跳舞狂歡，慶祝「女巫之夜」（Walpurgisnacht）；一位羅馬尼亞朋友則分享了當地神話中的「Iele」，說她們是棲居在羅馬尼亞山林裡，具有魔法力量的仙女。

什麼是「巫術」（witchcraft）？

巫術是指施作魔法，包含駕馭和運用魔法、讓魔法生效。在英文裡，「craft」一詞指的是透過雙手、心智、能量或意圖創造的東西。誦念咒語、調和草藥、冥想、顯化、占卜和儀式等，都是巫術的一種（有些人喜歡用其他稱呼，你可以隨喜選擇）。有些女巫喜歡借助天使、女神或仙女等神靈的力量，有些女巫喜歡投入

藥草、香草及水果的世界。有些女巫和魔法師會依循世代流傳的傳統，有些巫師，例如奉行渾沌魔法（chaos magic，源自英國的現代魔法流派，是將科學與祕術結合的神祕學系統）的術師，則採取兼容並蓄的做法，會從不同傳統中擷取對自己有用的元素，揚棄不符需求的概念。

巫術本身不是一種宗教，因此成為女巫，不代表要遵循任何宗教戒律。世界上當然也有以巫術與儀式為基礎的宗教，例如二十世紀於英國創立的威卡教（Wicca）。有些女巫選擇成為威卡教徒，但也有很多女巫沒有宗教信仰。女巫可以加入組織或集會（coven），或選擇作為獨修派女巫（solitary witch，不屬於任何教派的巫師）。你可以隨心所欲，有自己的一套原則，用自己喜歡的方式修行。你可以是一個信奉佛教的女巫、信奉德魯伊教的女巫，當然也可以是同時修煉瑜伽的女巫。

無論隸屬什麼流派，多數女巫都希望過著自在、舒心與平靜的生活，與大自然、人類和諧共存。女巫的生活沒什麼邪惡的成分，她們想的通常是用以療癒的草藥，而不是造成傷害的咒詛。雖然有些女巫確實會心懷不軌，利用巫術害人，但多數女巫都將巫術用於療癒或抵禦邪靈，而不是像刻板印象說的「跟惡魔打交道」。

女巫是神話象徵，是母親、療癒者、工藝師、姊妹與女妖。女巫是真實的存在。女巫既是大眾懼怕的一切，卻不是他們想像的那樣。女巫代表了力量與可能。

「女巫」一詞其實和「女人」很像，可以是一個榮耀的頭銜、一種親暱的稱呼，也可以是讓人背負罪名（甚至致人於死）的侮辱。若不是「女巫」的力量如此強大、意蘊如此深厚，世人的看法又怎會如此分歧？身為女人，我們一生中被冠上的稱呼實在不少：母親、妻子、阿姨、姊姊／妹妹、女兒……這些都是社會根據我們的身分、地位，外加在我們身上的名稱。但是，那些我們私心希望給自己的稱呼呢？簡單的「女巫」兩字，挾帶著悠遠綿長的歷史，蘊藏有幻化各種技能的潛力，賦予女性活出真實自我的力量。

女巫一直都在尋找連結，也安於連結。她了解大地和宇宙的循環，了解自己在其中扮演的角色。她會學習運用自身與世界的能量，帶來正向轉變。她會為自己、為他人努力，讓地球成為更美好的家園。

稱自己為女巫、女祭司或女神，不需要任何證明文件、通過任何考試，也不必任何人同意。如果你想要的話，此時、此地就能冠上這樣的稱呼。也許你偏好其他名稱，例如療癒師、預言家、創造女神（creatrix）、瑜伽士或女智者等。你當然也能賦予自己這些頭銜！如果能完全依照內心渴望，有意識地創造自己理想的模樣，而不是被動地接受他人、社會外加的稱呼，那不是超棒的嗎？你想怎麼稱呼自己當然都沒問題，甚至可以每天看心情變換。你不需要對任何人證明自己的本質。

無論是公開或私底下，我們擁抱內在女巫的同時，也提升了天生的魔法能力，療癒了身心靈的全部。作為女巫，我們能揮灑純粹的魔法，為生活注入平衡、安定，在今日的世界裡綻放。

關於瑜伽

如果你是第一次接觸瑜伽，你也許不知道：瑜伽（yoga）一詞在梵文裡的意思是「軛」（架在牛馬頸上，用來拉車的工具），引申有「結合」、「連結」之意。

瑜伽的派別眾多，分別從不同的古印度靈性傳統演變而來。瑜伽發源於印度河流域，在今日的地圖上包含了阿富汗東北部、巴基斯坦，以及印度西北部。印度河古文明的興盛時期為西元前3300年到1300年，與古埃及文明、兩河流域文明並列為「舊世界」（Old World）三大古文明。在這個時期問世的多部古印度經典，包含有印度三大盛典之譽的《吠陀經》（Vedas）、《奧義書》（Upanishads）與《薄伽梵歌》（Bhagavad Gita），都開始提到一種結合內觀與冥想的特殊練習，也就是我們後來所知的瑜伽。

《薄伽梵歌》首度記載了瑜伽的主要派別，包含行動瑜伽（Karma yoga，代表無私奉獻的行為）、奉愛瑜伽（Bhakti yoga，象徵愛與奉獻）、智慧瑜伽（Jnana yoga，探求真理、學習知識），後來又出現了勝王瑜伽（Raja yoga，追求自我實現、天人合一的王者瑜伽）。在梵文經典中，勝王瑜伽被視為瑜伽的最高境界，也是一種鍛鍊方法。談到勝王瑜伽時，常會一併提及《瑜伽經》（Yoga Sutras），也就是由古印度聖哲帕坦伽利（Patanjali）編寫的史上第一本「瑜伽教科書」。

帕坦伽利的八肢瑜伽

帕坦伽利的《瑜伽經》是瑜伽的核心經典，說明如何透過循

序漸進的瑜伽修行，達到身心合一的境界。書裡列出八個不同的修煉階段，又稱為「八肢」(Eight Limbs)，包括：**持戒**(Yamas)、**內修**(Niyamas)、**體位法**(Asana)、**呼吸法**(Pranayama)、**攝心**(Pratyahara)、**凝神**(Dharana)、**禪定**(Dhyana)與**三摩地**(Samadhi)。

在八肢分法中，前兩肢的**持戒**與**內修**是一套道德倫理準則。「持戒」指的是不該做的事、須遵守的戒律，「內修」則是該做的事、應精進的修持。兩者共同構成了瑜伽修煉者的行為守則。

1. 持戒（外在自制）

✦ **對眾生的慈悲心／不傷害**（Ahimsa）

✦ **誠信／不說謊**（Satya）

✦ **不偷盜**（Asteya）

✦ **心靈節制／不過度**（Brahmacharya）

✦ **不貪求**（Aparigraha）

2. 內修（內在養性）

✦ **潔淨**（Sauca）

✦ **知足**（Santosa）

✦ **能量使用的自律**（Tapas）

✦ **自我進修／內省自覺**（Svadhyaya）

✦ **頌讚神靈**（Isvarpranidhana）

3. 體位法（身體姿勢）

很多人以為練瑜伽就是練習各種體位法，但「Asana」只是瑜伽的一個面向。體位法有許多健康效益，也有助放鬆、專注於呼吸，不過在傳統理論中，體位法其實是強化訓練，用意是

提高身體的力量與穩定性，能夠連續靜坐、冥想好幾個小時。

4. 呼吸法（呼吸控制）

呼吸法包含各種調息技巧，能幫助身心進入冥想狀態。

5. 攝心（感官收斂）

攝心指的是定神靜心，為後續的冥想集中注意力。很多瑜伽老師，包括我自己，都常用「猴心」（monkey mind）來比喻腦袋裡的雜念，這些念頭就像猴子一樣跳來跳去，讓人無法專注。透過攝心，我們由外向內收攝感官，讓心靈回歸平靜、安寧，學習不被雜念牽著鼻子走。

6. 凝神（心神專注、穩定）

凝神是將意識聚焦於一點的練習，概念類似於現代的心流（flow）與正念（mindfulness）。此步驟是進入禪定的預備功。

7. 禪定（對自我主體的意識）

處於靜心冥想的狀態，沒有專注焦點，只有不受干擾的全然覺知。

以及最後一個：

8. 三摩地（與神性合一）

又稱為涅槃（nirvana）、極樂（bliss）。這種全然忘我、和諧的狀態，超越了時空的限制，是瑜伽修煉追求的最高境界。

帕坦伽利所謂的「平息身心的一切波動」（chitta vritti nirodhah），便是瑜伽的終極目標。瑜伽的修行，即是為了控制心

智，讓內心完全平靜，達到心如止水的境界。當我們的心有如一塘平靜、清澈的水，就能看清世間萬物、照見真實自我，不會因外在事物、他人言語而迷失了自己。當身心的波動平息，我們便能體會和萬物共為一體的合一境界。「萬物」的定義因人而異，可能是女神、神、靈體、宇宙能量、地球母親等等⋯⋯

- ✦ *Yoga* ＝連結、結合、合一
- ✦ *Chitta* ＝意識
- ✦ *Vritti* ＝波動
- ✦ *Nirodhah* ＝平息

我會跟學生說，我們也許永遠都達不到這種完美境界，但這也是瑜伽作為一種**修行**的真諦。我們能做的就是回頭再試一次，不斷學習、不斷成長。

說了這麼多，如果要為這一段做個總結，我想說的是：當你在雜誌上看到穿著比基尼的模特兒，在海灘上把自己的身體折來折去，展現超好柔軟度，請告訴自己：那不是瑜伽。在山頂懸崖上做高難度平衡動作⋯⋯那也不是瑜伽。這些動作都只是體位法，是瑜伽修行的基礎。瑜伽的內涵，遠遠超過我們雙眼所見。體位法只是一肢，**加上**幫助我們達到合一的其他七肢：冥想、呼吸法等等，全部**才是**瑜伽。所以，千萬不要覺得自己要有一定的體態，或是要夠強壯、筋骨夠軟 Q 或身體協調性夠好才能做瑜伽。在公車上簡單做呼吸調息，在辦公桌前正念覺察自己的動作，就是做瑜伽。瑜伽不只是「姿勢」，更重要的是心中的意圖。

為什麼要結合瑜伽和巫術？又該怎麼做？

希望你已經能隱約體會到，巫術和瑜伽在本質上是互補的。很多練習都有相似之處，同時修習瑜伽和巫術的人也發現兩者其實相輔相成。

瑜伽的主要目的是讓身、心安靜下來，而這樣的狀態非常適合投入儀式、觀想（visualization）、咒語念誦、祝禱，或是任何需要全神貫注的事情。瑜伽可以作為靈性練習或宗教敬拜的輔助。即使沒有特定目的，瑜伽也能幫助你專注於當下在做的事，在你操作任何形式的魔法時，為你排除雜念。許多女巫也會投入類似瑜伽的能量練習：透過冥想、占卜或催眠等方式培養更高度的覺知。既然如此，為什麼不積極做點嘗試，刻意結合這兩種活動看看？

這本書是一場學習、探尋、流動的旅程。我當然沒有一切問題的答案，也還不知道瑜伽和巫術最後拼湊在一起的全貌，這些都有待我們一起探索。我寫《女巫瑜伽》這本書，是希望能跟大家分享從過去到現在，我看見這兩個領域如何交織出美妙的火花。瑜伽和巫術都帶有「臣服」的元素，需要對過程、對一切的流動臣服。也在這樣的流動中，我們更認識了自己一點。或許我們能放下對正確解答、對一套標準的執著，讓生命多一點彈性，擁抱內在的直覺、感受與慈悲，體現神聖的女性力量。且讓我們順其自然，任眼前的路帶我們踏上未知的冒險……

本書結構

這趟旅程會從探索魔法的概念開始，了解如何透過巫術和瑜伽

的練習，發掘自己身上以及日常生活中的魔法力量。第二部分會深入研究廣大的魔法世界，探索太陽、月亮、地球與四季對女巫和自身修行有什麼影響。

　　每一章都會將瑜伽和巫術個別來談，也會放在一起討論，並分享一些實務練習以及哲學觀點。我不是一個喜歡按部就班做事的人，也不會特別講求規矩和精確，在咒語和儀式上，我的態度也是如此。所以，這本書不會像使用說明書一樣，詳細列出各個步驟，要求使用者確實執行，而是提供開放式的引導和建議。畢竟，每一個咒語、儀式，最初都是由某個女巫創造，就像每一套瑜伽動作，最初都是來自某個瑜伽行者。你當然也能做同樣的事，意圖才是最重要的，儘管跟著內心的直覺走。如果你突發奇想，有了創造咒語的靈感，就放心去做吧！如果你喜歡自己創造的咒語或儀式，別忘了寫在你的影子書裡（第6章會深入探討）。

　　每一章的最後會介紹幾位與主題相關的女神。剛開始寫這本書的時候，我原本只打算為太陽、月亮和地球的篇章，列出一些有幫助的女神。不過後來發現，每次展開新的章節，探索新的魔法和靈性主題時，又會找到更多女神！老實說，我早該料到這件事！自古以來，人類運用自身的元素，創造出各種神靈，幫助我們領略世界萬物，而女神的形象或原型（archetype）就是歷史留下的魔法蹤跡。那種感應神性、魔法的直覺還在我們身上，所以每一章談完瑜伽和魔法之後，當然要請幾位女神來守護我們啊！不過別忘了，書裡提到的每一位女神都有多種化身、多種象徵，所以就算放在其中某一章，也不代表祂只能用在某個領域。如果你想請日本七福神中的弁財天女神（Benzaiten）指導你的月亮魔法，或是呼求凱爾特

神話中的精靈皇后安亞（Áine）幫忙，給你撰寫影子書的靈感，當然沒有問題囉！

女神是何方神聖？重要性何在？
如何呼求女神幫忙？

我會在書裡介紹來自世界各地、不同文化的美麗女神。你也許會想：太棒了！不過，為什麼要認識女神？祂們能給我什麼幫助？

這些問題問得真好！你也許知道幾個神話與傳說故事中的女神，或是知道在某些古文明的信仰中，這些女神掌管了美妙的自然現象，例如讓月亮在夜空中升起、降落。在遠古時期，當我們的祖先因為大自然的千變萬化而嘖嘖稱奇，他們用自己知道的一切，來解釋無法理解的現象。他們畫出美麗女性的圖像，賦予祂們各種強大特質：勇氣、熱情、力量、智慧與愛。而今，隨著文明、科學進步，我們知道月亮的升降，並不是因為有某個女神在夜幕後面操控。不過，人類對於宇宙運作的了解還很有限，也有科學和邏輯無法確切解釋的能量存在。月亮仍舊是迷人又強大的一股力量。除了與月亮的循環和能量連結，體會前人與大自然共生的方式和信仰，也是很寶貴、美好的體驗。他們的信仰也充滿了力量。人類將自身的形象投射在女神身上，因此當我們與女神的力量連結，其實也是與自己的本質連結。女神能提供訊息與靈感、強化你的意念，也能給予安慰和鼓勵。有時候，女神的概念結合了直覺、個人信仰、靈感與特長，因此可能有點抽象。或者，「女神」代表的只是你希望

連結的內在能量，不涉及特定神靈，範圍只限於你的本體——就只是你自己的靈魂，以及你內在的神聖女性特質。這些想法沒有對錯之分，你可以探索女神對自己代表的意義，思考這樣的觀點如何幫助自己。

找到自己對女神的詮釋，與女神的概念連結，能帶來動力、療癒、創造力、直覺、成長與智慧。在人生的路上，為了在父系體制下生存，適應紛亂、忙碌又冷漠的現代社會，我們壓抑了自己的靈魂，也可能在過程中忽略了這些內在力量。不妨試試看以下的方法，邀請女神帶給自己思考靈感、為生活創造更多美好：

✦ 在冥想時和特定女神連結：想想祂的特殊力量，以及她會如何處理你面對的問題。

✦ 為新的一天選擇一位女神，思考祂的特質，從中獲得啟發。代表愛與美麗的女神阿芙蘿黛蒂（Aphrodite）會花時間放鬆一下嗎？狩獵女神黛安娜（Diana）會在工作時有話直說嗎？當然會呀！讓女神透過自身的特質，為你指引方向、帶來靈感。

✦ 將一位女神的雕像或圖片放在你的祭壇上，或是任何能給你支持的地方，例如書桌上、床邊等。

✦ 找一個非常激勵人心的女神傳說或神話故事，大聲朗讀出來，之後跟朋友分享。這段故事的什麼地方打動了你？

✦ 選定一個女神，花一個禮拜跟祂「相處」：了解祂的故事、文化背景、特殊力量和弱點。你也許會從中獲得啟發，因為與女神更加親近而感到雀躍開心。

✦ 認識不同季節的女神，藉此留意自然的變化、慶祝四季的流轉，例如：象徵春天的春分女神奧斯塔拉（Ostara）、花之女神布萊蒂（Bridie）；象徵秋天的大地女神帕查瑪瑪（Pachamama，印加神話中的大地之母）和蓋亞（Gaia）。

想起自己早已知道的一切

我與巫術的連結，讓我的瑜伽修行更為深刻。我能在投入儀式時結合體位法，以內心直覺引導肢體律動。帶領團體冥想或舒緩的修復瑜伽（restorative yoga）時，我會借助女神的意象和神話。在寫這本書時，我用神諭卡指引不同章節的主題，也會閱讀禮讚月亮的詩歌。籌辦瑜伽靜修營時，我會搭配陰曆和月亮女神做規劃。這些連結幫助我打造了一個神聖空間，讓存在於肢體流動、咒語念誦之間的精微能量，進一步在課堂的儀式中顯化。這種深刻、親密的體驗，就是我希望與你分享的美好。

梵文裡有一個字我很喜歡：smarana。它的意思是「想起或發現自己曾經知道的事物」。曾幾何時，還是小孩子的我們，動來動去就只是因為開心。不管是睡覺、吃飯、大笑、大哭、唱歌，只要興致一來，我們想做就做。我們會看著天空發呆、任性發脾氣，也會用盡全力抱緊別人。瑜伽能幫助我們想起這份純真、自由。巫術也可以，而且湧現的記憶也許會更為鮮明。

你不只記起了從這一生中淡忘的事，也想起了累世的記憶。你想起的是早在你出生之前，宇宙就蘊含的亙古智慧，那些關於地球、四季、行星的古老知識。你曾經領會的一切是如此深邃、力量強大到難以撼動。只是隨著時間過去，卻被塵封起來，貼上荒謬愚

蠢、怪力亂神及邪說的標籤。

一起踏上「smarana」的旅程吧！讓我們再次發掘、看見、重新領略宇宙的實相，感受那份純然、力量和無限。

歡迎每一個你

這趟旅程人人都能參與，真的每、個、人、都、可、以。不管歷史寫了什麼，**瑜伽士**和**女巫**其實都是中性的稱呼。以前修煉瑜伽的大多是男性，因此有些人會稱女瑜伽士為「yogini」，藉此區別用來稱男性瑜伽士的「yogi」或「yogin」。後來，在上個世紀，情況完全顛倒，女性成了瑜伽界的主流性別。現在，「yogi」單純用來指「瑜伽修行者」。在女巫的部分，雖然「witch」多半套用在女性身上，但女巫其實不分性別，在許多國家的獵巫審判中，很多男性巫師也遭迫害而喪命。

不論性向或性別認同，每一個人都能一起展開這段旅程。這本書的重點是連結，是找到屬於你的魔法和神奇力量。你也會從閱讀中，感受到滿滿的神聖女性能量，沐浴在愛、慈悲、力量、勇氣與鬥志的光裡！

好了，各位朋友，不管你是誰，我都歡迎你。我對你寄予滿心的愛與感謝，有你一同踏上這段旅程，真好。

祝福你收穫滿滿！各位女巫們，Namaste～

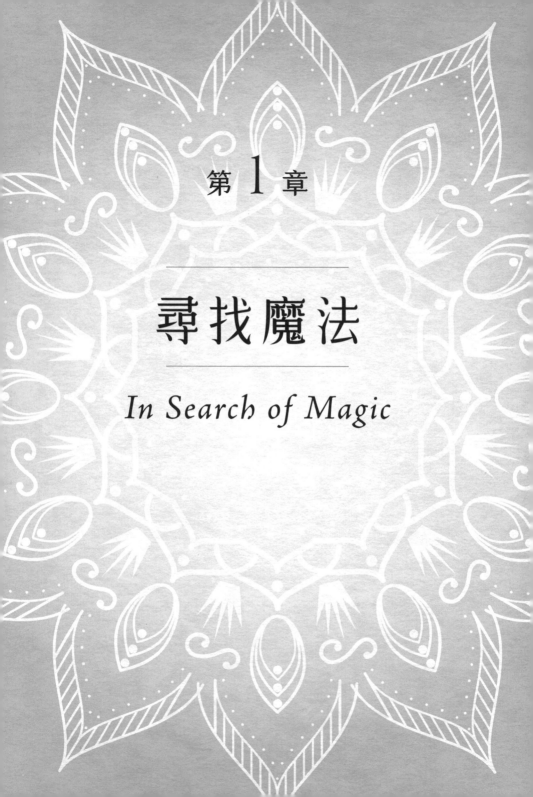

第 1 章

尋找魔法

In Search of Magic

我們在前面談到「女巫」一詞的歷史，以及世人對女巫的愛恨情仇。相比之下，「魔法」則是主流文化中深受大眾喜歡的概念。當我們愛上某個人，一切就像**魔法般美妙**。有天大好事發生的時候，就像**魔法般神奇**！感覺開心無比的時候，彷彿進入**魔法世界**一樣，好不真實……為什麼大眾對女巫、魔法和巫術的看法如此不同？這背後到底有什麼故事？

　　任何帶有強大力量的事物，都會讓人既興奮又害怕，魔法也不例外。這也說明了社會對於女巫、巫師所做的事，為何有如此極端的反應。對於這種神妙的魔力，我們其實又渴望又恐懼。

　　從古至今，魔法以不同形式存在各種文化中。無論是美索不達米亞文明的古老石板上，或巴比倫人早期的文字紀錄中，都能發現咒語的蹤跡。古埃及人會將魔法（稱為 heka）記錄在莎草紙上或刻印下來，當時的陪葬祭文《死者之書》（*Book of the Dead*，又稱《亡靈書》，引導死者前往來世的冥界指南）更寫有上百條符文咒語。自古文明時期，魔法就已存在，創造魔法、以魔法服務他人的職業，自然也歷史悠久，例如巫師、女智者、薩滿（shaman，泛指能接觸超自然力量的人）、女祭司及女巫等。這些魔法守護者過去在社會上受人敬仰，享有崇高地位與權勢。然而，隨著時代演變，各種謠言、迷思、刻板印象和偏見紛紛出籠，醜化了他們的工作。百姓之間口耳相傳，說成群的男人和女人會在子夜時密會，與魔鬼共謀害人、全身光溜溜地跳舞，甚至在空中飛行。

　　魔法和巫術讓我們了解，世界上有些東西無法明確定義、沒有具體形象，也並非絕對。不管你相不相信，我們生活的世界，一直都對魔法有美好的想像與憧憬。只要褪去恐懼、疏離的外層，魔法

能帶我們進入一個充滿可能、自由與力量的空間。

　　不管你想怎麼稱呼，魔法都是真實的。當我們身處一片黑暗、冷得渾身發抖，可能會忘記，或無法想像有光、有電可用的生活。不過在這種時候，不妨想一想在你和你的魔法出現之前，屹立不搖數百年的世界。在汽車、柏油路、大教堂和寺廟出現之前，放眼望去是樹、是花草，是綿延的群山。天空中有太陽，有月亮與繁星。地球上有四季，照著循環不斷輪轉。地球的魔法讓人目眩神迷，而我們都是其中的一部分。

定義那無法定義的

　　在現代英語中，代表魔法的「magic」一字有許多起源，可能來自古波斯語的「magush」，意思是「擁有力量」、「能夠」，以及希臘語中的「magike」（神奇的、有魔力的）和「magos」（屬於祭司階級的高等知識分子）。

　　「魔法」（magic）和「魔法的、神奇的」（magical）可以說是無法定義的概念，不過我們姑且試試看。一些比較常見的定義包含：

+ 關於、類似或使用魔法。
+ 太過美妙，幾乎不可能存在現實生活中。
+ 來自超自然界的驚人力量或影響。
+ 看似能下咒或施法的事物。
+ 依照個人意志造成事物改變的學問與技藝。

細究這類描述魔法的字詞時，你常會在定義中看到「類似魔法」，或是「彷彿由魔法引起」的字眼。換言之，一件事「是不是」魔法，或是某個東西「像不像」魔法，都取決於個人的主觀判斷，這也是魔法難以定義的另一個原因。很多事都是這樣，看事情的角度決定了一切：當古羅馬博物學家老普林尼（Pliny the Elder，西元23－79）將魔法斥之為「瘋子和外來蠻族」的詐騙伎倆時，他也警告男人要遠離月經來潮的女性，因為她們身上的黑魔法會讓水果從樹上掉下來、讓金屬開始生鏽。他也將這些觀點寫進了自己所著的《博物誌》（*Naturalis Historia*，又譯《自然史》）裡。

　　「魔法」對不同人有不同的意思，很多概念也是如此。（「靈性」是我在課堂上常舉的另一個例子。）魔法可以代表力量、強大、愛的火花，或是興奮、流動的狀態，也可以代表暖心的滿足感、合一等等。無論你是一位女巫或瑜伽士，已將巫術和瑜伽穩定結合，或處於一言難盡的狀態，我都邀請你透過這本書，找到自己對「魔法」兩個字的定義，用適合自己的方式與魔法連結。你也許聽過威卡教訓諭（Wiccan Rede）的宗旨：「只要不傷害別人，盡爾所欲」（An' ye harm none, do what ye will.）＊。在瑜伽裡，這種不傷害、非暴力的原則稱為「ahimsa」。類似的觀念也存在各種文化中，用意都是勉勵世人努力找到人生的意義、與人為善，也要試著體認、接受每個人的路都不一樣。

＊雖然我在這裡提到威卡教訓諭，不過特別澄清一下，這本書主要探討廣義的巫術，而非聚焦威卡教。

關於魔法和巫術

每個人都有創造和體會魔法的能力，觸發魔法的媒介也很多，例如：巫術、愛、感恩、善心，或是瑜伽這類靈性練習。有時，你在生活中巧遇的事物、偶然的際遇，也能是魔法的泉源，例如：看見美麗的夕陽餘暉、一隻鹿停下來與你四目交接⋯⋯這也是有些人習慣區別「魔法」和「巫術」的原因。有些人則說任何形式的魔法都是一種巫術，或說巫術不一定能創造出魔法，而有時魔法會自然發生。

巫術通常被視為運用、操控和創造魔法的一種形式。討論巫術時，我們談的是你能全權主導的一種工具，你能決定如何運用，藉以將魔法帶到生活中。你不需要成為女巫，也能感受與製造魔法、體會魔法的美好。不過，如果你想為生活中注入更多魔法，巫術就是你能使用的工具。

現代魔法作家一般認為，魔法的主要目的是改變施作魔法者本身，而不是改變外在環境，不過在我看來，兩者往往會互相影響。我們可以在現實世界中直接造成改變，也可以因為心境、覺知的轉變，擁有了積極入世、創造改變的力量，進而造成外在環境的改變。

重新找回失去的力量

在歷史洪流的沖刷下，人類原本與大自然、與內在直覺的親密關係，因為宗教、文化、父權體系及反魔法主義等種種牽制，變得越來越疏離、薄弱。對這些人為勢力而言，借助自然和靈性來了解世界、引導生活，是異端邪說、是愚蠢可笑，也不具任何意義。從自然界斷根的女巫、女性，被迫與自身力量的源頭分離：再也無法

碰觸藥草、不能依循內心的直覺，與自己的身體、甚至大地，都失去連結。長久以來，面對教會與父權制度的威逼，社會大眾對自身的恐懼與怒氣，身為女性、女巫的我們，被迫放棄自己的力量。數百年來的分離與恐懼，以及各種迫害、獵巫，讓我們對自己的覺知感到陌生，忘了自己與時序、大自然、四周靈魂連結的本能。也許我們已經與自己原始、純粹的直覺和天性如此疏離，才會覺得這些力量就像不可思議的神奇魔法。然而，我們所做的，其實只是找回與大自然、與內在力量的連結。

重振巫術風華的時機已然成熟。讓女巫重返榮耀的時刻已然來到。親愛的女巫們，一起透過瑜伽，找回失去的力量吧！

瑜伽魔法：超能力「悉地」

自古以來，瑜伽士就一直在尋找一股神祕力量，類似於我們今天所謂的「魔法」。在《瑜伽經》裡，我特別喜歡談到「悉地」（Siddhis，指修煉瑜伽的過程中，能習得的各種神通、超能力）的篇章。悉地在梵文裡的意思是「成就、成果或成功」。根據《瑜伽經》，悉地可能是天生擁有，或透過後天服用草藥、持咒、自律苦行、精修瑜伽體位法，或練就三摩地來取得。這些能力包含靈視力（clairvoyance）、心電感應、懸浮空中、擁有金剛不壞之身，以及召喚前世記憶的能力等。

然而，在瑜伽經典中，這些超自然力量一點也不神奇，而是每個人都有的基本能力。我們只是與這些能力失聯太久，忘了如何使用。一個人眼中的魔法，在另一個人眼裡，也許只是人類與生俱來的美好天賦。

帕坦伽利指出，一旦掌握了「八肢瑜伽」的後三肢（凝神、禪定、三摩地），修成所謂的「三耶昧」（samyama，意為「共同結合」），就能獲得悉地的能力。

一個人能練就的悉地，取決於修煉時的專注焦點。如果將焦點放在另一個人身上，練成的悉地即是今日俗稱的心電感應能力，因為你的心看破了你和對方分離的假象。《瑜伽經》列出了各式各樣的悉地，這些能力也有很多種解讀方式。我在下面列出了幾個我很喜歡的悉地，不只是因為這些能力有趣又神奇，也因為它們與其他文化中的「魔法」和「巫術」有異曲同工之妙。這些超能力是多麼親人可愛，沒有一絲可怕、邪惡、凶煞之氣，而是潛心修煉、追求離苦得樂、超脫生死病痛的成果。

對眾生的慈愛（loving-kindness）：來自以同理、喜樂和慈悲心修成的三**耶昧**。當一個人內心法喜充滿，就可能在他人心中觸發類似感受。這項能力被列為一種超能力，是我特別喜歡的部分，因為我們都可能忘了疼愛自己和身旁的人，慈心對於促進身心健康的重要性也不容忽視。（我們會在第13章學習慈愛冥想。）

超越常人的力量：來自針對身體力量修煉的三**耶昧**，不過也可能包含心智或靈性力量。我們每個人都有成就偉大的能力，也比自己想像的還要有能耐。在冥想時聚焦於自身的特長，能幫助我們與內在力量連結，記得自己是無所不能的存在。

極佳的健康狀態：來自針對太陽神經叢脈輪修煉的三**耶昧**。這項能力指的是對自我的徹底了解，因而能擁有絕佳健康或啟動自我療癒。在現代科學研究中，越來越多文獻指出心智具有療癒人體的力量。

懸浮空中：專注於「輕」的知覺而練成的悉地。這種能力讓瑜伽士能在空中停留、漂浮或飛行（不知道他們有沒有想過用掃帚……），可視為念力（psychokinesis）的一種。從女巫的觀點來看，則近似於「星光體投射」（astral projection，類似於靈魂出竅）的概念，或是靈體離開肉身的感覺。

萬丈光芒：來自針對內在能量或內在之力修煉的三**耶昧**。這種悉地有很多解讀方式，例如擁有迷倒眾人的魅力，或強烈的自我意識。這其實不難理解，畢竟，誰能比一個駕馭內在力量的女人更有魅力、更容光煥發呢？

《瑜伽經》另外將悉地依照脈輪系統加以分類（我們會在第2章談到脈輪）。將意念集中在某個脈輪上，或對其進行冥想，有助修成特定的悉地。舉例來說，針對第三眼脈輪進行深層冥想時，能修煉的悉地是「無上成就」，可以解釋為知識與覺悟。

不過，帕坦伽利也提到過度重視悉地的風險，告誡修行者在鍛鍊瑜伽時，不應一心想著展現或追求外顯成就，其中也包含悉地，因為這種心態會導致自大與我執（ego），阻礙靈性進一步成長。其實修行巫術，甚至為人處世又何嘗不是如此。當你自稱為某個身分──女神、女巫、女祭司、瑜伽士──有人也許會說：「證明給我看」。在當下克制住證明自己、展現自己的念頭，就是一種考驗。你的證據在你身上、在你心中。重點不是找出真相、證明對錯，你心中自持的真理、自身的經驗才是最重要的。

如果你想進一步探索「悉地」，了解如何運用悉地的概念，讓內在的神聖女性和女巫綻放，我非常推薦你閱讀烏瑪・丁斯莫爾圖里（Uma Dinsmore-Tuli）寫的《*Yoni Shakti*》。在書裡，她設計了一套

瑜伽修煉，透過悉地和智慧女神，探索神聖女性的本質，鼓勵女性讀者有意識地與內在力量連結。雖然帕坦伽利針對悉地的論述已經廣為人知，但烏瑪的書別開生面，除了針對女性介紹全新的悉地能力，也探討了我們內在蘊藏的各種力量。

找到屬於你的魔法

言歸正傳，魔法到底是什麼？重新找回與內心直覺和大地脈動的連結，想起自己的內在力量……只是這樣？還是不只如此？我們能不能找到一種宇宙能量，透過與它連結，培養出自己的力量？我們能捕捉魔法，或是創造自己的魔法嗎？我們能丟掉社會給自己戴上的面具，回到最原始的自我嗎？回到獨立女性被指責為妖女、女巫被咒罵為惡魔同黨之前的純真年代。我們能回歸自己的力量和本性嗎？我們能相信內在的直覺、相信自然界的力量嗎？

這是一段你得自己踏上的旅程，也必須用自己的方式找到答案。

投入魔法和巫術，就和瑜伽一樣，都是個人的追求，也能根據自己的目標加以調整。你是否想當個療癒人心的「廚房女巫」，將家裡布置成充滿藥草和暖心食物的舒適小窩？你希望跟靈界的訊息與啟示連結嗎？你想不想深化自己的靈性直覺力，或是與地球、四季和月亮的循環同調？或者，你希望透過燭光儀式畫出動物指導靈，將花草當作家人一般照顧？魔法不只一種用途，也沒有「標準做法」。你能創造獨一無二的魔法儀式，在廣大的靈性領域中找到適合自己的一方天地。對我來說，帶領瑜伽學員感到

放鬆和療癒、調和複方精油、歌頌月亮與四季的循環以及運用神諭卡與女神連結，這些就是我的魔法。我所做的儀式和咒語其實非常簡單，有時候只是帶著意圖點燃一根蠟燭。找到自己的魔法道途，需要花時間探索、從嘗試與錯誤中學習，需要憑藉內心直覺、抱持謙卑心態，也需要不斷調整、蛻變，堅持最真的自我，並學習在必要的時候放手。這條路並不簡單，但在過程中，你會發展出完全屬於自己的靈性修煉之道。

小結

帶我認識女神的老師曾跟我說過一個故事。她有一次到英國的巨石陣（Stonehenge）去慶祝夏至，結果⋯⋯她並不是很開心。這幾年去過巨石陣的人都會發現，自己在欣賞日出的夢幻景致時，旁邊有一群人卻在嗑藥、喝酒、聽出神（trance）電音舞曲。（我不反對這些事，但這些行為會破壞當下寧靜、與自然連結的氛圍。）在日出之前，她找了一個角落，準備進行冥想，這時一個男子手裡拎著啤酒，朝她走過來。他用嘲諷的語氣說：「喔？妳相信這種鬼東西是吧？」

我的老師回答：「你說相信太陽會升起嗎？對啊，我相信。」

太陽每天早上升起是多麼神奇、美妙的事，希望大家都能體會這份美好，感謝太陽日復一日，依舊升起。不過，也有很多人覺得日出日落沒什麼稀奇。所以，不管魔法存在於世界哪個角落，或只在你心中，每個人都能打開與魔法的連結，因為那股能量早就在我們身上。旭日東升之時，迎向陽光是我們的天性，就像向日葵一樣，我們不需要後天學習，只需要願意依循自己的本心。擁抱任何

魔法，或說出任何字詞、咒語時，如果你內心感到純然的喜悅，就好好享受那個當下吧！

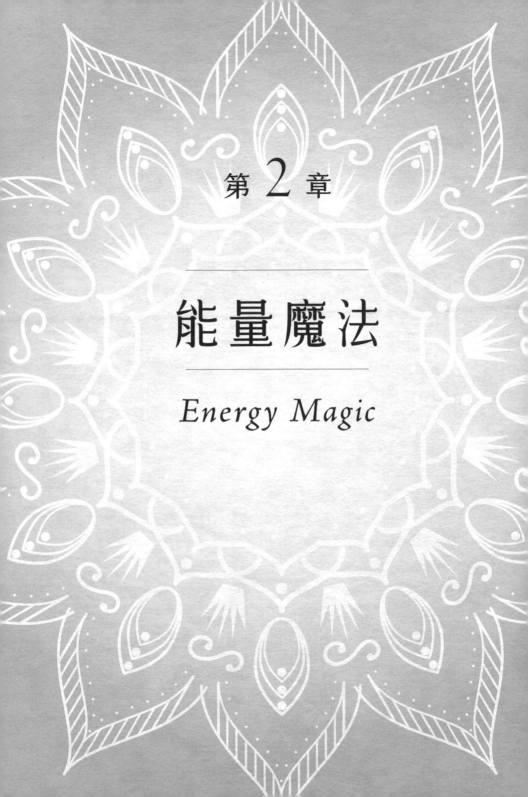

第 2 章

能量魔法

Energy Magic

無論是練習瑜伽或巫術，我們做的都是用適合自己的方式與內在力量連結，也學習駕馭周圍的能量。這些在我們體內及四周流動的能量，對健康、情緒及心靈狀態都有影響。在傳統中醫理論中，這種能量稱為「氣」，在印度傳統醫學領域則稱為「prana」（梵文，有「生命能量」之意）。身為女巫，你可以將這種能量稱為「能量魔法」（energy magic）。

瑜伽中的能量魔法

　　在瑜伽傳統中，身體裡的能量主要由脈輪系統調節。根據脈輪理論的核心概念，我們不只是有形的軀體。我們的身體由三大部分組成：生物體（physical body）、精微體（subtle body）與自然體（natural body）。生物體是我們的四肢、臟器、血液與骨肉。精微體（又稱為能量體）包含心理、智能、情感和靈性特質。自然體則代表我們內在的渴望，以及真實自我的本性。這三者之中，精微體透過最深層的直覺與個體能量連結。

　　脈輪（chakra）在梵文裡的意思是「輪子」或「轉動」，是人體的能量中心，精微能量會透過脈輪流入身體，或往外逸散。脈輪的意象通常是在健康人體內轉動的輪子，或是展現平衡能量的盛開蓮花。每個脈輪所在的位置，都能對應到身體裡重要的器官和內分泌腺。它們是精微體與生物體連結的生命中樞。在傳統七大脈輪系統中，底部四個脈輪屬於生物體，較高的三個脈輪屬於靈性體、乙太體和宇宙體（人體七層能量體中的三種）。我們的心則是連接物質與靈性維度的橋樑。

　　脈輪可以作為冥想的專注焦點，在體內的位置也是我們感受到

情緒和靈性能量的地方。能量順暢流經脈輪時，身體能正常運作、一切安好。能量阻塞時，則可能引起疾患。脈輪會因為情緒受到擾動而阻塞，各種負面情緒，例如憤怒、悲傷、恐懼、焦慮和壓力等，都是造成脈輪失衡的常見原因。

能量通道

人體裡有一種稱為「脈」（nadi）的能量通道，串接了各個脈輪，將生命能量「氣」（prana）帶到全身。脈輪就如同項鍊上閃耀的珍珠，會沿著「中脈」（Sushumna Nadi）這條中央能量通道，往身體上下流動。另外有兩股能量脈沿著中脈交錯纏繞，稱為「左脈」（Ida，又稱陰脈或月亮脈）和「右脈」（Pingala，又稱陽脈或太陽脈）。左脈負責輸送下行能量，右脈則主導上行能量。兩脈將能量帶到中脈，而三脈交會之處，便產生漩渦狀的能量，脈輪就是這樣形成的！

脈輪能量過剩、過度活躍，或因能量不足而閉鎖，都是失衡的表現。找出脈輪失衡的原因，能幫助我們掌握身體狀況、覺察潛在疾病。舉例來說，如果你發現自己在開會時無法自在表達內心的想法，先想想看：這是一個生理症狀嗎？你是因為喉嚨痛而無法說話嗎？如果不是的話，你也許能從脈輪的角度分析，看看喉輪是否能量不足或堵塞，影響了你表達自我的能力。你對自己沒什麼把握嗎？最近是否自信心受到打擊？也許你可以將意念集中到喉輪，透過唱誦、冥想、跟朋友聊聊等活動，重新活化喉輪的能量。

另一方面，喉輪過於躁動的人，可能時常說話不經大腦，或者因為內心有未釋放的憤怒，常脫口說出傷人、不體貼的話。如果你無法與自己的想像力或直覺連結，可能是第三眼脈輪能量不足的問題。夜長夢多、頻繁做惡夢的話，則是第三眼脈輪太過活躍，也反映了壓力、創傷等背後原因。脈輪失衡並不是造成問題的原因，而是問題引起的症狀，可以透過瑜伽、冥想、咒語和儀式等方法緩解。

昆達里尼與脈輪

「昆達里尼」（kundalini，又譯「拙火」）是潛伏於脊椎底部的一種原始能量，形狀就像一條靈蛇，有時也會以女神的形象呈現。昆達里尼會從最底部的海底輪開始往上流動，沿著中脈經過各個脈輪。隨著能量不斷揚升，修行者將體會自我覺知的深刻轉變，達到覺悟的境界。喚醒昆達里尼能量有許多方法，包含哈達瑜伽（Hatha yoga）、呼吸法、瑜伽手印（mudra）、梵咒（mantra）以及觀想等（之後的章節會分別介紹）。

昆達里尼瑜伽結合了印度教與錫克教的文化與靈性觀點，提倡專注在自身的力量與能量、作自己的上師（guru）。透過昆達里尼瑜伽，我們能與內在能量中心和脈輪培養更緊密的連結。昆達里尼瑜伽主要唱誦以下兩個梵咒：

ong namo guru dev namo
「我向內在的神性智慧致敬。」

也會呼求內在的神性導師，請它指引我們——

sat nam

「我即是真理。」

「sat nam」是一種種子（bija）梵咒，也就是能打開脈輪的聲音。1968年將昆達里尼瑜伽引進美國的巴贊大師（Yogi Bhajan）說過：「種子音雖然渺小，卻帶有驚人力量，能孕育各種偉大。」

威力強大的瑜伽

如果你沒接觸過昆達里尼瑜伽，且容我提醒一下：這種瑜伽會引起強烈的情緒反應，身心也可能受到極大震撼，因此做昆達里尼瑜伽時，務必對練習、對自己都保持溫柔。我自己做到最後常常放聲大笑，但是我不確定這個笑是因為情緒釋放，還是因為我永遠沒辦法把所有梵唱的字念對，哈哈！如果你想嘗試昆達里尼瑜伽，請一定要找有經驗的瑜伽老師，在指導下安全地感受你的精微體！我不認為修煉身體和內在能量是危險的事，但是小心謹慎是必要的。如果有焦慮症或其他心理健康問題，一定要諮詢專業師資，循序漸進地接觸昆達里尼瑜伽，才不會觸發負面情緒或壓力。

瑜伽之外的脈輪

關於脈輪的歷史記載，最早要追溯到古印度的瑜伽傳統，以及古代中國和佛教文化。不過，你也能從世界各地的神話、傳說、民間記載中，找到跟脈輪有關的故事。

許多西方的魔法傳統流派，包含一些巫術在內，都採用脈輪系統，將打開和關閉脈輪的概念融入儀式中，也會借助脈輪接地、找到身體中心，或是抵禦負面能量。透過結合脈輪智慧，以及草藥學、蠟燭魔法、水晶儀式等女巫修煉，就能調和出療癒及強化能量。

脈輪通常被描繪為一朵蓮花，而且散發各種絢麗色彩與光芒。為脈輪賦予不同顏色和蓮花的意象，很可能是較晚近的發展，因為直到近代，心理學家榮格（Carl Jung）等學者才將脈輪系統引進西方世界（榮格以色彩脈輪、曼陀羅彩繪等概念發展藝術治療）。如今，脈輪理論的觸角已經延伸到世界各地，也催生出不少新觀點，而這些新興學說又相互影響，要釐清其中關係也許是不可能的任務（也不必要）。我建議你擷取對自己有幫助的概念，其他暫時擱置。

每一本跟脈輪有關的書都會提出一套脈輪系統，你會發現大家的說法都不太一樣，也會看到從各種理論發展出來的新脈輪。在這一章裡，我會分別介紹各個脈輪以及它們的特性，也許在讀到某些脈輪對心理與情緒的影響時，你會覺得非常有共鳴。其實，了解每個脈輪主掌的區域，能幫助我們找出精微體的哪些部分需要特別照顧。脈輪系統提供了一個能量健檢和自我探索的架構，能作為修行的基礎，引領我們踏上身心平衡和療癒的旅程。不過，脈輪不能立

刻幫我們解決問題，也不是說開就開、說關就關。這個過程好比從身體受傷或疾病中康復，需要時間回歸原先的平衡，就給自己多一點耐心吧！

魔法象徵物

象徵物（correspondences）是存在自然界和魔法界中，帶有象徵意義的元素、四季、動植物等。我們能透過魔法對照表，將不同元素或物件加以分類、組合，用於咒語和儀式魔法。例如，月亮對應的顏色是銀色和白色，也對應到夜行性動物，例如蝙蝠和蛾。

象徵物能幫助我們找到萬物之間的關聯，提升咒語、儀式或巫術的效果。你可以用這本書和其他魔法書裡的現成對照表，也可以設計一份專屬於自己的。

海底輪 *Root Chakra*

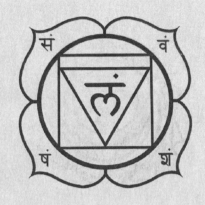

梵文名稱：*Muladhara*，意為「支撐的根基／基礎」

位置：脊椎底部

顏色：紅色

花朵圖騰：四片花瓣的蓮花，呈三角形

元素：土

生理：掌管足部、薦骨（上承腰椎，下接尾椎的骨頭）、脊椎、卵巢／睪丸的健康。

心理與情緒：提供穩定、安全感與自我肯定。海底輪能量不足可能導致自信心低落。

種子音梵唱：Lam

> **「我的根支持著我，**
> **我已然接地，**
> **我處於安全之中。」**

生殖輪 *Sacral Chakra*

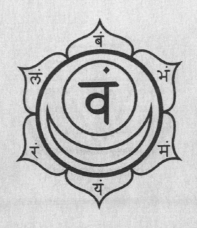

梵文名稱：*Svadhishthana*，意為「自我的居所」

位置：下腹部（肚臍下方）

顏色：橘色

花朵圖騰：六瓣蓮花

元素：水

生理：與生殖器官、泌尿系統、腎上腺有關。對女性而言，生殖輪是身心層面各種「流」的來源，包含月經以及創造力的流動。

心理與情緒：能帶來創造力與喜悅。能量不足時，可能對生活沒有熱忱、缺乏靈感。

種子音梵唱：Vam

「我與生命之流連結。」

太陽神經叢輪 *Solar Plexus Chakra*

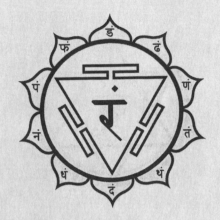

梵文名稱：*Manipura*，意為「寶石之都」

位置：肚臍與胸骨之間

顏色：黃色

花朵圖騰：十瓣蓮花

元素：火

生理：掌管胃、肝與胰臟的健康。

心理與情緒：與能量、熱情、鬥志有關。太陽神經叢輪能給我們完成日常工作的幹勁，以及達成目標的力量。太陽神經叢輪過度活躍時，可能會有憤怒與好鬥的表現。能量平衡時，則讓人感覺充滿力量。

種子音梵唱：Ram

> **「我安定自在，**
> **我充滿力量，我綻放光芒。」**

心輪 *Heart Chakra*

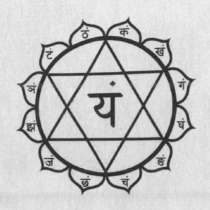

梵文名稱：*Anahata*，意為「未擊之聲、不受擊打的」

位置：胸腔中央，心臟處

顏色：綠色

花朵圖騰：十二瓣蓮花，由兩個三角形組成，一個尖端朝上，另一個朝下。此圖案象徵生物體和精微體在心臟處結合。

元素：空

生理：掌管心臟、肺部、循環系統、胸腺的健康。

心理與情緒：平衡的心輪有助我們表達愛、對他人慈悲，並完全接納自己。向他人敞開心房，是療癒心輪最好的方式。

種子音梵唱：Yam

「*我與愛的振動頻率同步。*」

喉輪 *Throat Chakra*

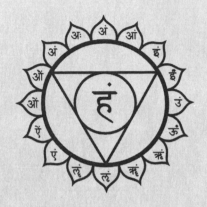

梵文名稱：*Vishuddha*，意為「純淨」

位置：頸部底部，鎖骨交會之處

顏色：藍綠色

花朵圖騰：十六瓣蓮花

元素：乙太

生理：掌管耳、鼻、喉及甲狀腺的健康。

心理與情緒：與溝通、表達、智慧、真誠有關。喉嚨能量不足或堵塞時，我們會覺得說的話沒有被聽進去、不受重視，或無法表達最真的自己，因此感到沮喪、憂鬱。

種子音梵唱：Ham

「我與真實的自我連結。」

第三眼脈輪 *Third Eye Chakra*，又稱眉心輪

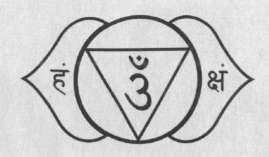

梵文名稱：*Ajna*，意為「指令或權威」

位置：雙眉之間

顏色：深藍色

花朵圖騰：兩片花瓣的蓮花

元素：靈

生理：掌管松果體、腦下垂體、下視丘的健康。

心理與情緒：與專注、敏銳、智慧、想像力、洞見有關。第三眼會影響我們照見生命實相、理解過往經驗的能力。

種子音梵唱：Om

「我的心已然敞開，
我擴展了自己的覺知。」

頂輪 *Crown Chakra*

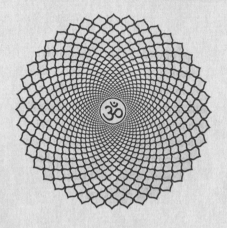

梵文名稱：*Sahasrara*，意為「千片花瓣」

位置：頭頂

顏色：紫色

花朵圖騰：有千片花瓣的蓮花，象徵靈性開悟。

元素：靈

生理：主管大腦、大腦皮質、中樞神經系統。

心理與情緒：頂輪是我們連結宇宙意識／宇宙／高靈的門戶，有助深化靈性意志、體會萬物唯心。頂輪也被視為放下小我、捨棄世俗欲望，與高我（higher self）合一的關。

種子音梵唱：Om

「我和宇宙的能量連結。」

魔法對照表：脈輪療癒指南

前面針對各個脈輪的基本介紹，也許剛好點出了你目前面臨的問題。例如，你可能覺得在家裡說話時沒人聽，因此對喉輪特別有感覺，又或許你剛失去至親、深陷悲傷的情緒中，確實需要好好療癒心輪。除了平時關心脈輪的健康，或在冥想時以脈輪為注意力焦點，我們也能透過以下的對照表，了解每個脈輪對應的元素，作為能量療癒的起點。

如果你希望深化與特定脈輪的連結，或純粹想探索一下、做點新嘗試，不妨參考這張對照表。舉例來說，如果你最近覺得心浮氣躁、沒什麼安全感，也許是海底輪出了問題。你可以先做一些接地冥想，之後也可以考慮隨身帶一個紅玉髓（carnelian）、使用接地精油，或是用根莖類蔬菜煮一鍋暖心又暖胃的濃湯。

專注於脈輪，指的是將覺知、意念帶到你的能量體，探索如何以自己的方式創造連結。你需要花點時間思考、摸索，對於自己可能發現的一切做好準備。每個象徵物都是能提供協助的工具，你能自由篩選，拼湊出最能療癒自己的組合。

脈輪	瑜伽體位法	精油	花草藥	安神水晶	療癒食物
海底輪	山式	廣藿香、沒藥、雪松、岩蘭草	蒲公英根、鼠尾草、薑	紅玉髓	蘋果、根莖類蔬菜
生殖輪	女神式	檀香、甜橙	金盞花、洛神花	琥珀	柳橙、橘子、堅果
心輪	仰臥女神式	玫瑰、橙花	玫瑰	粉水晶、綠寶石、橄欖石	葉菜類蔬菜、菠菜、綠茶
喉輪	魚式	薰衣草、迷迭香	檸檬香蜂草、尤加利葉	綠松石	養生滋補的液體食物：果汁、湯、茶
眉心輪	嬰兒式	乳香、羅勒	西番蓮、薄荷	青金石	葡萄、藍莓、巧克力、香料
頂輪	簡易坐式	茉莉	薰衣草、蓮藕	紫水晶	順應自然節氣、和宇宙調和的食物

超越七大脈輪

除了傳統的七大脈輪，根據文獻紀錄，人體內的脈輪其實超過一百種。在我們周遭的能量場中，更存在「超個人」（transpersonal）與「次個人」（subpersonal）脈輪，其中包含：

✦ 靈魂之星脈輪（Soul Star Chakra）：與頂輪密切相關，就在頭頂正上方附近。

✦ 大地之星脈輪（Earth Star Chakra）：位於腳底下方，地球內部。

除了身體與四周的能量場域，也有理論認為地球也有脈輪，而且散落在世界各地。

✦ 心輪位於英國西南部格拉斯頓伯里，也就是亞瑟王傳說中的理想國度阿瓦隆（Avalon）。

✦ 喉輪位於日本富士山。

✦ 太陽神經叢輪是澳洲知名地景烏魯魯（Uluru）巨岩（又稱艾爾斯岩）。

如果你之後計畫環遊世界，不妨來一場走訪地球脈輪之旅吧！

脈輪女神

以下介紹的前兩位女神來自印度教神話與民間傳說，與脈輪的發源地直接相關。不過，脈輪也能與其他文化中的女神相呼應。舉例來說，如果想特別修煉心輪，你可以呼求象徵愛與慈悲的女神，例如觀音和阿芙蘿黛蒂。

夏克提（Shakti）：印度教力量女神。夏克提是神聖女性創造力的化身與象徵，也是宇宙創生的力量。夏克提能量主要蘊藏在海底輪。喚醒昆達里尼能量時，你也能讓自己的夏克提或女神能量一併覺醒。

貝拉維（Bhairavi）：印度教昆達里尼女神。貝拉維也住在海底輪中，而且可能是夏克提的一個化身。「貝拉維」在梵文裡有「讓人嘆為觀止」的意思，祂的形象通常是一位坐在蓮花上的女皇，有時則是讓人敬畏三分的火焰女神。另外，嫻熟昆達里尼瑜伽的女瑜伽士，也會被冠上「貝拉維」的稱號。如果能達到貝拉維的境界，就能像這位女神一樣英勇無懼、法力無邊。

伊南娜（Inanna）：蘇美神話女神。歷史上流傳一個伊南娜下降到冥界的神話故事。在前往冥界的路上，祂必須穿過七扇大門，而且每過一扇門就得脫去一件陽間的衣物。這七道門象徵著七個脈輪，伊南娜必須一一通過，最終以渾身赤裸的姿態到達冥界。這個傳說的寓意在於，如果要往內心深處探尋，我們也必須褪去身外之物，卸下生活加諸在身上的層層外衣，脫掉經年累月的壓力、焦慮、煩惱、期待，才能回歸根本（與海底輪），照見本心。

小結

可以想見，這些古老的智慧系統出現之時，人類對身體構造的了解應該不如今日透澈。然而，修行者仍能辨別身體的核心部位，因為各大脈輪的位置，都是重要身體機能所在的地方。也許就某個角度來說，仰賴脈輪系統的指引，能更有效地幫助我們透過內在覺知，與肉眼看不見的身體能量中心連結。

處理生物體的問題其實相對簡單。如果不小心切到手，你可以清楚看到成因、造成的傷害，也知道解決方法。你會清理傷口、抹藥和貼 OK 繃，七天之後就痊癒了！小事一樁！不過，如果是內心常感到不確定呢？或是對生活沒有安全感？這些「症狀」的成因是什麼？又該做什麼來療癒？要找到問題的解答，需要覺察內心的意念、感受和能量。因此，與生物體相比，療癒精微體會花比較多時間，也需要更深入的內觀與自省。

當我們帶著更深刻的覺知，去感受體內精微能量的流動，整體健康也會大幅提升。能量在體內流動順暢時，生物體會感覺活力充沛。內心遭遇壓力、創傷，導致能量淤塞時，我們會覺得失衡，無法思考、情緒混亂，身體也很可能出現不適，甚至生病。這其實是「smarana」（想起、記得）的一個好例子。我們心裡明白，緊抓著負面情緒不放、壓力過大，對身心健康都有害。然而，有時我們還是需要提醒，也需要找到釋放的管道。透過脈輪系統的引導，我們能將覺知與意念帶到能量阻塞的部位，也能集中能量，顯化正向轉變。改善能量淤積的狀況，也有助我們點燃內在之火，讓七彩脈輪展現耀眼、健康的光芒。

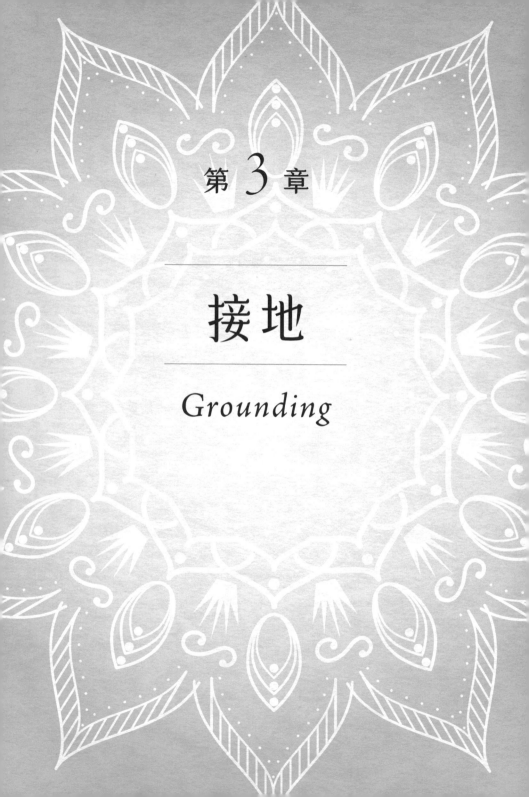

第 3 章

接地

Grounding

對許多女巫和瑜伽士來說，學習如何用安全、循序漸進的方式修煉能量時，接地（grounding）是很重要的準備功課。跟任何事情一樣，重點全在於「平衡」兩字。接地是一種平衡、調節能量流的方法。沒有接地的狀態，是一種思緒雜亂、缺乏重心的狀態。一個人沒有接地時，可能會情緒不穩、心浮氣躁、無法專注、容易分心，或感覺與世界斷了連結。相較之下，安穩接地時，我們的身和心都處於安定、專注的狀態。每個人進入接地狀態的速度、方法都不一樣。學會接地，能讓我們用自在、專─的心態去做任何事，對於靈性修煉特別有幫助。因此，在巫術和瑜伽相關的史書文獻中，都會提到接地或與大地能量連結（earthing）的概念。

接地的過程，即是與身體連結，同時去覺察身體、覺察它與大地的連結。做瑜伽時，我們會赤腳練習，藉此與大地連結，找到自己的接地。雙腳是我們直接與地球接觸的身體部位，也是許多瑜伽體式的根基。在接地的當下，能量會在身體與大地之間轉移，我們能將負面或過剩的能量導入大地，或是從地球汲取無限的自然能量，為自己「充電」。每天做接地的冥想練習，能幫助我們維持身、心和情緒的健康。

一個人面對壓力，處於「戰或逃」的緊張狀態時，上半身會不自覺緊繃：呼吸變得又短又急、心跳加速、咬緊牙關、拳頭握緊……我們的身體基本上處於高壓的待命狀態，好讓自己能拔腿就跑、逃離危險，或是立刻進入戰鬥模式。所以，感覺壓力大時，一定要做點有助接地的事，讓心神平靜下來、舒緩壓力，重新找回身與心的連結。

每天的接地練習

我們能在日常生活中融入接地練習，幫助自己提升專注力，讓生活多一分喜樂、少一分焦慮。每天投入靈性功課時，加入幾分鐘的接地練習，對每個人都是好的。進入接地狀態的方法很多，你可以多方探索、嘗試，找到最適合自己的方法。

接地感覺是再簡單不過的事，可是想想一般人的日常：早上起床，也許泡個茶或喝咖啡，接著梳洗著裝，去上班，下班後可能去健身房運動一下，然後回家吃晚餐、看個電視，洗澡之後上床睡覺，如此不斷循環。我們很可能一整天、整個禮拜，甚至整個月，都沒有赤腳踩在地上，直接與大地接觸。

很多人覺得接地是一種繁複的儀式，但是對我來說，與大地接觸就是很簡單的接地，例如赤腳在地上走、用手碰觸大地，或是在地上坐著、伸展全身等。這種接地是很好的入門練習。除了透過想像或用身體實際與大地接觸，有些人偏好加入更多儀式元素，以冥想或觀想（visualization）的形式進行接地。有些人也發現，即使在擁擠的地鐵上或飛機上，沒辦法直接與大地接觸，冥想和觀想自己接地能有效安定心神。

因此，你這個月的目標就是：只要有空，就算只有五分鐘也好，把鞋子脫掉，赤腳走在草地、沙地或泥土上。花點時間到自家花園或附近的公園走走，或坐或臥，感受身體與大地的接觸。如果外頭下著雨或天氣很冷，可以找一些自然界的東西，用手觸摸或握在手裡，例如手摸樹皮、撿落下的松果……

如果你想進一步探索接地，也可以試試看以下方法：

身體覺察

現實情況沒辦法讓你與大地接觸時，不妨將注意力帶到身體上，引導能量自行調節、回歸平衡。身體覺察是非常療癒又簡單的練習，一開始先將雙手放在心臟或腹部的位置，花點時間深呼吸，感受身體與呼吸同步的節奏。接著從頭頂開始，將覺知慢慢帶到身體的每一個部位，直到腳趾。在正念冥想領域，這種練習稱為「身體掃描」（body scan）。你不需要實際做任何動作，只要好好覺察整個身體的感受，透過意念釋放任何部位的緊繃或蓄積的壓力。

樹根冥想

想像你的能量從雙腿往下流動，進入地球內部。你腳底下有長長的樹根，深深扎進了土壤，從大地吸取療癒的能量。感受大地的能量往上流動到身體裡，然後將這股能量往下回傳，從腳下的根送回大地。你創造了一個能量循環，從中找到了平衡。

運動

運動有助釋放多餘的能量，這也是瑜伽能派上用場的地方。接地之於瑜伽修煉、之於巫術儀式，都是同樣重要的功課。簡單的運動，例如在大自然中散步、慢跑，以及呼吸新鮮空氣，都能讓生活更穩定接地、自在安適。

接地元素

水晶、藥草、香料、精油和許多個人小物，都能有安神定心的接地功效。這些工具能幫助我們進入接地狀態，或將注意力集中於土元素。紅玉髓、薑黃根和雪松精油等都是對接地很有幫助的元素。

脈輪

如果要以脈輪系統進行接地練習，可以將注意力集中在海底輪。在草皮、大地或石頭上找個舒服的姿勢坐下來，透過觀想，將位於脊椎底部的海底輪與大地能量連結。

魔法儀式中的接地

在施作咒語或儀式前接地，能幫助我們集中精神、減少內在的擾動。儀典結束後以接地收尾，則有助恢復平靜的狀態。進入儀式或咒語空間，是一種需要高度專注的工作，因此會消耗女巫的氣力。你也許會感到身心俱疲，或是有點精神恍惚、目光呆滯。接地能避免或舒緩這種昏沉的感受，將你的心神和能量帶回到現實世界。如果你之後得走路或開車回家，接地更是不能少的步驟了！

在儀式前的接地，通常透過冥想和觀想進行。如果是團體儀式，領導者會引導所有人進行冥想，進入接地狀態。冥想通常會和「召喚四方」（儀式前的準備作業，召喚東西南北四方位的神靈，用於淨化空間、設下結界和祈求護佑）合併進行，作為祭儀展開與結束的一環。我們會在第12章〈儀式與慶典〉談到更多操作細節。

瑜伽墊上的接地

無論是瑜伽或其他正念練習，在生理與心理上感覺安穩接地，是讓修行開花結果的重要基礎。在瑜伽裡，「接地」可以是一種形容，表示腳踏實地的接地感，也可以是一個動作，指透過雙腳、雙手向下扎根，連結大地。透過發揮內在覺知力、讓身體安穩接地，

我們能根植於地，與地球建立穩固連結。因此，做瑜伽時，我們會花時間覺察手和腳接觸地面的感受，達到身心完全接地，為接下來的體位法構築強壯的根基。

接地會引導能量往下流動，將身體的覺知帶到當下，因此也有助穩定心神。很多人也許都有過「內心小劇場」太多、過度思考的經驗。我們會因為生活忙碌，事情來得又急又快，而覺得心煩意亂、喘不過氣。身為一個隨性自由的天秤座，我很能體會這種快被壓垮的感受。接地和這種狀態完全不同，是以平靜、安定的心活在當下，是用穩固的大地能量，去平衡、應對快速轉變的世界。藉由重新建立與大地的連結，我們能感覺受到支持，也同時記起：支持自己的力量就在我們身上。

有助接地的瑜伽姿勢

樹式

樹式這類的平衡姿勢有助於鍛鍊專注力、呼吸控制，並提高身體的穩定性。從站姿開始，雙腳穩穩踩在地上，將身體重心帶到左腳。接著，右膝放鬆微曲，髖部像一扇門一樣，向外打開。將右腳腳跟拉到左腿內側，讓腳掌貼在小腿或大腿內側。筆直站挺，想像自己是一棵高大的橡樹，接著雙手合十，帶到胸前。呼吸調息。不妨看著前方的一個定點，幫助自己專注、維持平衡。在瑜伽裡，這個目光焦點稱為「凝視點」（drishti point）。

山式

　　像山一樣筆直站立。雙腳穩穩踩在地上，身體挺直，保持向上延伸的感覺，胸口和肩膀打開，手肘向外彎，露出手肘內側。山式完成了！從外觀來看，你是一座雄偉的高山；在你心中，你安穩接地，充滿力量，不動如山──你是一股不容小覷的自然之力！

嬰兒式

　　當我們將頭垂放到心臟之下，等於告訴神經系統：可以放慢腳步、休息一下了。因此，嬰兒式是非常舒緩、療癒的體式。從四足跪姿開始，雙腿往兩側打開，稍微寬於臀部，接著將雙腳大拇指併攏。屁股往後坐在腳跟上，雙手往前延伸。額頭輕輕貼地休息。

坐姿前彎式

　　坐姿前彎式的梵文為「Paschimottanasana」，意思是「西方」，也就是日落之處。因此，我常覺得這是一個屬於緩和、沉澱、放鬆、安定心神的姿勢。從坐姿開始，雙腳向前伸直，以臀部為定點，身體前彎，讓脊椎伸長延展。將雙手帶到小腿或腳掌，拉長身體，頸部放鬆。

攤屍式（大休息）

　　攤屍式是有助深層放鬆的姿勢。仰臥於地，花幾分鐘調息，讓身體徹底放鬆。告訴自己安心放下一切，讓地球母親穩穩接住你。

　　如果想看這些動作的影片示範，了解更多資訊，可以到sentiayoga 網站（*sentiayoga.com/yogaforwitches*）逛逛。

接地女神

邦芭（Banbha）：凱爾特神話中慈愛的地球母親，類似於蓋亞、帕查瑪瑪和泰菈（Terra）等大地女神。祂也是庇護與石圈（stone circle）女神。如果想與女神邦芭連結，獲得平安與接地的祝福，你可以找一個石圈（或對你有特殊意義的任何石頭），以禮敬邦芭的心沿著石圈繞行，透過靜心內省、帶著感恩之心與當下的空間連結。你也能在這時請求女神庇佑，並隨喜獻上祭物。如果講求環保愛地球，我建議在前往石圈的途中撿拾地上的自然之物，例如松果、漿果或落葉，作為供奉女神之物。

小結

我在帶領瑜伽冥想時，常會說要收斂自己的覺知，讓身體以外的一切都淡去，只留下自我的「根本」，也就是身、心、靈和呼吸。對我來說，與大地連結最特別的地方，在於提醒自己大地會支持你。你已經有了需要的一切：腳下的土地、肺裡的空氣、循環全身的血液，以及心中燃燒的生命之火。雖然有了這些東西，不代表人生就此一帆風順，你仍會遇到煩惱、哀傷、憤怒、痛苦，但是若能記得自己夠堅強，能夠「關關難過關關過」，多少能給自己一點力量。只要大地穩如泰山，我們也將堅若磐石。

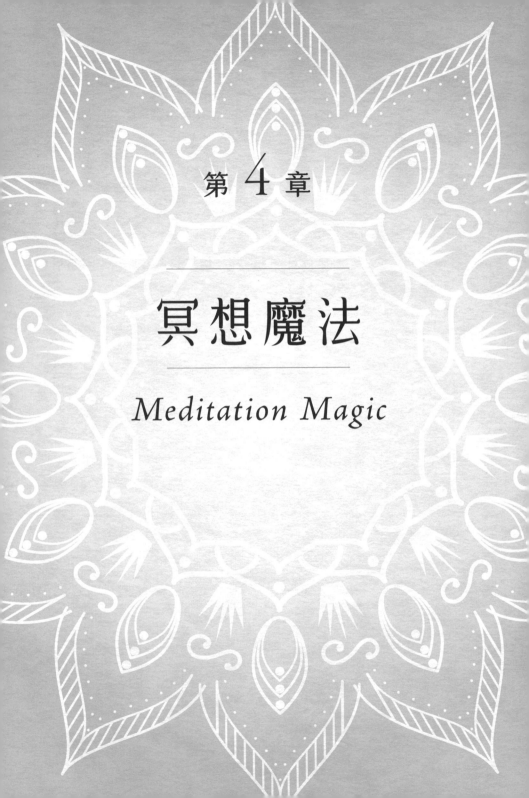

第 4 章

冥想魔法

Meditation Magic

在瑜伽的歷史故事中，冥想比平衡體式和手倒立都還早出現。帕坦伽利的《瑜伽經》裡提到，瑜伽的「合一」境界，唯有心如止水時才可能發生，而這就是冥想時的心理狀態。當身、心、五感都平靜下來，內心沒有一絲波瀾，神經系統也隨之放鬆。帕坦伽利認為，當一個人了悟，追求物質生活無法帶來真正的快樂和安全感，體認心中的物欲、佔有欲永無止盡的時候，就踏上了冥想修煉的旅程。他在當時提出的真知灼見，在今日的世界一樣受用。身外之物帶來的快樂是暫時的，喜悅只能內求。

在帕坦伽利的八肢瑜伽系統中，冥想是指純然觀照的意識狀態。八肢瑜伽系統的後三肢，也就是凝神（集中精神）、禪定（冥想入定）與三摩地（圓滿喜樂），屬於內在、心靈的修行。這三肢有著密不可分的關係，也並稱為「三耶昧」（意為合一、融合）。冥想能幫助我們聚精會神，進入不同於日常覺知的意識狀態，也能用來思量影響我們內在或外在的事物。在這種異於平常的意識狀態（altered state of consciousness，即意識清醒的出神狀態）中，你也許會感覺能與內在自我對話，或與神性、宇宙或神靈接觸。

一般人會把冥想和瑜伽、東方信仰聯想在一起，不過冥想也是巫術修煉的基本功。舉例來說，要施展星光體投射、「跨界」（hedge riding，指個人的意識進入另一個世界）等魔法技巧時，冥想就是第一步。

冥想的概念非常好懂，操作起來卻不一定簡單。讓心靜下來已經不容易，生活環境充滿干擾、噪音的話又更困難。有些人能連續冥想好幾個小時，有些人每天冥想十分鐘就覺得很開心。冥想的目的不是「想到睡著」，不過如果你不小心呼呼大睡，這是因為你的

身體累了，需要休息。冥想也可以和觀想結合，用你的心靈之眼描繪出一幅景象，這種練習稱為「引導式冥想」（guided meditation）、觀想，或是「遊歷式冥想」（journeying）。進入冥想狀態後，你可以想像自己渴望的事物，例如壓力大時，觀想自己放鬆、開心的樣子，或是針對某個計畫，觀想你理想中的結果。

跨界：樹籬女巫的魔法

看到「樹籬女巫」（Hedge Witch）四個字，你會想到什麼？也許是住家庭院外圍，一整排綠意盎然的灌木叢。雖然樹籬女巫確實喜歡蒔花弄草，在花園和森林裡悠遊，這裡的「樹籬」其實是一種比喻，指的是將人間和靈界或異界（otherworld）劃分開來的界線。樹籬女巫能在這兩個世界穿梭，透過冥想讓意識「跨越」到另一個界域，也就是所謂的「跨界」。既然這一章談到冥想，自然得提到以冥想為工具的樹籬女巫了。你聽過飛天女巫嗎？這是很常見的刻板印象！這種認為女巫能飛的觀念有很多起源，其中一種說法跟樹籬女巫有關：她們通常會透過冥想進入非常態的意識狀態，接著「飛到」另一個世界，也許是為了獲得療癒、知識、體悟、與祖先溝通，或尋找咒語的靈感。樹籬女巫就和薩滿一樣，扮演著人界和靈界的中介者。

冥想的真正魔法

在生理層面，冥想確實有助改善大腦的運作。透過腦部造影技術，我們知道在冥想的過程中和結束後，大腦的許多區域都有所改變。隨著練習，冥想能讓人更心平氣和、更有同理心，也能對生活的大小事平靜以對、隨遇而安。不過，冥想不是做一次就好，需要一再練習。為什麼呢？就像彈鋼琴一樣，持續練習能活化與音樂有關的腦神經網絡，維持神經連結。冥想也是同樣的道理，長期練習下來，我們在遇到事情時，能夠更快掌控自己的心智，停下來思考如何適當回應，而不是被情緒拉著走，想都沒想就直接反應。定期做冥想練習，能持續鞏固新形成的神經迴路。專注力其實就像肌肉，必須透過訓練不斷增強。大腦中的電訊號會形成迴路，透過重複特定行為，這些神經連結會一再被強化，最後形成「習慣」。如果每次工作不順心，就想抱一桶冰淇淋吃個痛快，久而久之就會養成習慣，冥想習慣也可以用這種機制養成。

固定做冥想練習的好處很多，舉幾個例子：

✦ **專注力提升**。冥想時必須保持專心，並在注意力飄走的時候清楚覺察，因此定期練習冥想能有效提升專注力，對於生活中許多事都很有幫助。

✦ **不受雜念干擾的能力**，有助增進回想能力、深化記憶。

✦ 越常冥想，越能**降低焦慮感**。在大腦中，杏仁核是主導恐懼和緊張情緒的區塊。腦部掃描研究發現，經過長期的冥想和正念練習，杏仁核的體積會縮小。這是因為我們透過冥想，破除了既有的一些神經迴路。透過正向圖片引導的

冥想，更能進一步減輕焦慮。

✦ **更有慈悲心**。大腦的腦島（負責情緒、知覺和認知的區塊）被活化時，我們更能將心比心，也同時拿回了杏仁核的主導權，比較不會用憤怒或恐懼來做出反應（這兩種情緒都有礙我們同理他人）。冥想能幫助我們設身處地為別人著想，提升換位思考、以慈悲心待人的能力。

✦ 內心感到壓力、恐懼、焦慮或潛在的負面情緒時，你能**冷靜地以觀察者的角度觀照內心**，而不是自動化反應。

✦ 專注力提升、壓力減輕以後，我們能在**面對壓力時有更好的表現**，焦躁不安的程度也會降低。

✦ 冥想能讓左右腦協調運作，達到「全腦同步」（whole brain synchronisation），進而**提升大腦功能**。

✦ 冥想提供的腦部刺激，能**提高多巴胺和血清素濃度**，兩者都是人體裡的「快樂激素」。

簡單的冥想方法

多了解一點冥想的科學知識當然很不錯，但是你不需要徹底理解，也能享受冥想的好處。以下的練習超級簡單，也是很好的入門基礎。

呼吸：專注在呼吸上

冥想是專注的練習。以呼吸為冥想的專注目標，指的就是把注意力放到呼吸上。首先，找個舒服的姿勢坐下來，開始注意呼吸時，空氣從鼻孔進出的感覺。吸氣時，注意胸腔升起，空氣填滿了腹部。吐氣時，注意腹部和胸腔跟著落下。不帶任何批判地去覺

察。跟平常一樣自然呼吸，不需要刻意控制或調整，只要專注觀察呼吸就好。

靜心感受。慢慢吸氣。慢慢吐氣。

做呼吸冥想五分鐘。你也可以設定計時器。

身體掃描

身體和心靈的緊繃、緊張都是干擾因素，所以我們希望透過冥想，釋放一切壓力。你可以選擇坐著或躺下，徹底放鬆，用心靈之眼觀想你的全身。輕鬆、自在地呼吸，每一次吐氣時，想像聚焦的身體部位鬆軟下來，往下沉，緊繃感和壓力都釋放了。從腳趾開始，釋放壓力、放鬆下沉，接著將覺知帶到雙腿，逐漸往上掃描身體各區域，最後來到頭頂。

正念

正念是有意識地覺察當下，並在任何情緒、念頭、身體感覺出現時，以開放、接納的態度面對。我們常會不自覺想東想西，有時也會捲入各種念頭、煩惱或懊悔的漩渦裡，失去與身體的連結。

這就是焦慮的源頭。正念就是培養活在當下的覺知，將注意力拉回自己所在的當下，讓心思完全專注在眼前的事物上。

睡眠瑜伽（yoga nidra）

睡眠瑜伽或瑜伽睡眠術是一種冥想技巧（在梵文裡，nidra的意思是「睡覺」），全程以攤屍式（savasana）舒服躺下的方式進行。

我很喜歡睡眠瑜伽，因為幾乎任何人都可以做。能量流瑜伽很棒，但不是每個人都適合，而睡眠瑜伽是人人都能嘗試的練習。你只需要躺在地板上（能夠放鬆的坐姿也可以），跟隨老師的引導。

睡眠瑜伽一定有老師從旁引導，比較能幫助學員專注，不會在冥想時思緒一不留神就飄走。你會慢慢進入瑜伽睡眠的狀態，所以可能不會記得老師說的每一句話，你也很可能做著做著就真的睡著了！這也沒關係，也許你的潛意識已經吸收了練習的精華。就算沒有的話，至少身體得到充分休息，也是美事一樁！

睡眠瑜伽有助深層放鬆與休息。光是在放鬆與呼吸覺察的階段，就能讓神經系統平靜下來，進而舒緩壓力、促進健康。

這種練習也能給人平靜和諧、徹底放鬆的感覺。在過程中，我們用心聆聽自己的需求，釋放蓄積已久的身心緊繃與壓力。睡眠瑜伽的課程形式很多種，不過通常會包含身體放鬆與釋放，接著是引導式冥想，讓心進入保持意識的休息狀態。瑜伽睡眠練習可以只有短短幾分鐘，或一小時長。我通常會先帶領學員做身體掃描，之後引導式觀想，讓身體和神經系統徹底放鬆，進入舒緩療癒的狀態。

睡眠瑜伽也可以作為自我進修（svadhyaya）的靈性修煉，或是攝心（pratyahara，感官收攝）的一種形式。當我們在放鬆、平靜的狀態下，潛入內心最深處，也許會得到新的體悟或靈感。

你可以每天晚上做一點睡眠瑜伽練習，或是在忙了一天之後，用睡眠瑜伽幫助自己充分休息。女巫能運用睡眠瑜伽來慶祝月亮儀式（Esbat）或其他任何儀式，也能用來引導心靈之眼的探索旅程。

顯化與觀想

觀想和顯化是很多領域都會使用的技巧，目的是集中注意力、駕馭內在的力量，並強化心中的意圖。研究指出，當運動員在心裡看見自己贏得冠軍，或是想像自己在練習特定技巧時，現實生活中

的表現也會有所提升。你可以想像自己在求職面試上大放異彩，例如有自信地回答每個問題、展現最真的自己，你也可以觀想自己已經開始在新公司上班。你也能施展「顯化」咒語，或用觀想技巧來輔助顯化儀式。正向的觀想練習，就好比一次「腦中預演」，能與自己渴望的事物創造正面連結。雖然顯化或正向觀想不能保證成功，但仍有很多好處，例如培養樂觀心態、提升自信心，也能避免有意識或無意識的自我破壞（self-sabotage）行為。

要讓夢想與渴望成真，得從「心」出發。顯化作為咒語或儀式時，指的是有意識地表明自己想成為的人、想擁有的未來，是明白自己的意念會影響內心的感受，進而影響你的行為，以及在生命中創造的一切。顯化的中心思想在於：你的信念擁有驚人的強大力量，會影響你和宇宙的互動方式。

顯化時，最好能聚焦在追求的一個大方向，而不是特定的人事物，這一點在愛情方面特別重要。你沒辦法逼迫某個人愛上你，但你能歡迎愛進入生命中。因此，與其渴望某人的愛，你可以希望得到一段讓你感覺被愛、有安全感的關係。如果你確實有清楚目標，例如某一份工作、理想、夢想中的房子等等，當然可以詳細描述，不過也要有心理準備，最後顯化的結果可能不會跟當初所求完全相同。你也許不會拿到渴望的**那一份**工作，但是請相信更好的未來在前方等著自己。

心存善念，正向顯化

顯化的目標應該是正面的，絕對不要帶著負面的意念顯化，或祈求壞事降臨在他人身上。這麼做就進入了妖術和詛咒的世界。無論是佛教的因果業報（karma）、威卡教義，或是魔法界的「三倍定律」（Three-fold Law，指個人釋放給外界的能量，或正或負，都會以三倍的強度回到自己身上），都在勸人心存善念，我也衷心認為為世界、為你的修行帶來更多負能量，並不是明智之舉，也沒什麼好處。你當然有生氣的權利，你可以大吼大叫、在房間裡亂丟東西，來宣洩一肚子的委屈或怒氣……不過發洩完了，也就要放下了。緊抓著憤怒的情緒不放，會養成善妒、殘酷、復仇心強的性格。不妨透過咒語釋放憤怒，斬斷不想要的連結，與傷害你的人從此分道揚鑣。面對新的一天，我們每個人都能決定自己想成為什麼樣的人；在咒語中注入負面或憤怒的能量，長期下來對自我療癒並沒有幫助。

正向觀想

正向觀想就像為成功做準備的一次彩排。透過觀想，神經迴路能被創造、強化，進而讓身體照著我們觀想的情境做出反應。梵文裡有一個字叫做「samskara」，意思是思緒的印記。我們的任何起心動念，都會在心裡留下一個印記，所以別小看意念的力量！當你運用所有感官知覺，觀想自己實現了某個目標，就是「成果觀

想」的腦中預演；在心裡演練之後要採取的步驟時，則是「過程觀想」。無論是哪一種，你都讓大腦跑了一次模擬測試。

觀想方式

找一個放鬆、舒服的姿勢坐下來，準備進入冥想狀態。

1. 專注在你的目標上

決定這次冥想練習的專注目標，也許是更好的工作、療癒過去的傷痛、過得更快樂或更健康等。

2. 為目標創造清楚詳細的願景

觀想你渴望發生的結果，好像目標已經實現了一樣。預見這個結果正在眼前發生。觀想自己在那個情境裡，覺察各種感官知覺，在心靈之眼中構築出美好願景。看見自己散發自信光彩、充滿喜悅、流露最真的自我。

你看到了什麼？你聞到、摸到、嚐到了什麼？你在當下有什麼感覺？你展現了什麼特質？是你的聰明才智、力量，或是幽默感？看見自己在當下的情境裡，徹底活出你想要的樣子。加入越多細節越好，完全沉浸在觀想的狀態裡。

3. 重複觀想

重複操作能為你的觀想注入能量。不妨每天花幾分鐘做觀想練習，也在生活中努力將觀想的情境化為現實。

顯化儀式

我很喜歡用蠟燭操作儀式，因此跟大家分享一個運用蠟燭魔法的簡單顯化儀式。蠟燭能照亮你的意圖，將它釋放到外在世界。你可以視自己的意圖，選擇搭配的蠟燭，例如：黃色象徵自信、創意、樂觀、個人力量；橘色代表豐盛、快樂、勇氣；粉紅色是各種愛的事物——關懷、友情、和諧、療癒、自我疼愛等；紅色象徵生育、熱情與力量。

- ✦ 儀式開始之前，花點時間接地，調整身心狀態。
- ✦ 施作顯化咒語的最佳時間是新月到滿月期間。
- ✦ 你可以設下魔法圈（magic circle，第12章有詳細說明）或召喚四方／元素。
- ✦ 你可以用藥草薰香棒（smudge stick）淨化空間（我個人最喜歡迷迭香，也會自製成薰香棒，不過用鼠尾草也可以）。
- ✦ 舒服地坐下，將未點燃的蠟燭放在一個耐熱的平面上，例如盤子或杯墊（整個儀式最好能在你的祭壇上進行）。準備可以書寫的紙筆。
- ✦ 閉上眼睛，放鬆地深呼吸，把注意力帶到眉毛之間的第三眼脈輪。
- ✦ 觀想你的目標，以及想要顯化的事物，看見自己成功實現了理想，完全沉浸在當下的情境，用心體會一切感受。
- ✦ 抓到顯化的感受、完成願景觀想之後，拿起筆，在紙上寫下你的意圖或顯化內容。你可以用文字、圖畫、符印（sigil）呈現，或者即興發揮，順著當下的感覺走就對了。

✦ 準備好的時候，大聲向宇宙說出你的意圖，想要說幾次都可以。接著，把紙對摺三次，放在盛裝蠟燭的盤子下，然後放上蠟燭。

✦ 將心中意圖的能量傳送到蠟燭上。

✦ 點燃蠟燭，專注在火焰上，將你的意圖傳送到火光之中。如果你想說一些引導語，可以說：「我點亮了蠟燭，點燃了火焰。我準備好顯化心中所有渴望。」

✦ 準備好的時候，將蠟燭熄滅。之後想要回顧或重新點燃意圖，或是在你努力實現夢想時，都可以再次點燃蠟燭。如果蠟燭燒完了，而你還在顯化夢想的路上，可以換一根新的蠟燭。

✦ 如果你想創造新的意圖，或是準備好釋放舊的意圖，可以在點燃蠟燭後，用安全的方式把舊的意圖燒掉。你可以說：「我帶著感恩的心，釋放這個意圖。」

符印

符印是一個象徵願望或意圖的圖案，作法一般是把意圖用英文寫下來，接著將字母濃縮、變體，形成一個標記。將個人目標幻化為符印，不只極具巧思、創意，也帶有強大魔力。你可以把符印畫在書裡、手上、衣服上、蠟燭上，任何地方都可以！在印度教和瑜伽文化中，帶有魔法能量的圖案稱為「延陀羅」（yantra）。有些瑜伽士會對著延陀羅進行冥想，幫助自己安定心神、屏除雜念。

加速顯化的其他方法：實務建議＋魔法技巧

✦ 設定清楚的人生目標，以一次一小步的方式，逐漸往夢想邁進。

✦ 製作願景板（vision board），將你希望顯化的事物，或理想人生的模樣呈現在板子上。

✦ 製作一個巫瓶（又稱魔瓶，詳見第12章），針對你希望顯化的事物，把關鍵字寫在一張紙上，放進玻璃瓶裡，再加入一小塊透明礦石或水晶，幫助成功能量增幅、讓夢想順利顯化。將巫瓶妥善保存，藏在看不到的地方。

✦ 反覆念誦肯定語，幫助自己專注在目標上、對自己信心喊話，例如：「我有充分能力和知識，我能在會議上勇敢表達自己的想法」，或是「我喜歡一步一步朝目標前進」。

異界女神

進行冥想或觀想時，如果你希望與異界和祖先連結，借助它們的力量，不妨呼求女神赫卡忒（Hecate，又譯黑卡蒂）的協助，請祂以智慧老婦的化身給你指引。

赫卡忒：希臘神話女神，是岔路、月亮、魔法與冥界的象徵。祂是女巫的守護女神，也是第一個在不同次元、界域之間穿梭的跨界女神。赫卡忒高舉火炬，以守護者與引路人之姿，駐守在人間、天界與冥界的交叉口。

當你站在人生的十字路口，在不同的選擇、方向或未來之間徘徊不定，女神赫卡忒會翩然來到。以老婦形貌現身的祂，已經走過

無數世代，具有累世的智慧。祂能提醒我們，選擇沒有所謂對錯，讓我們不再因為害怕而猶豫不決。人生確實沒有對錯之分，只有一個又一個的選擇。無論我們所選的魔法是什麼——內在直覺、祖先的智慧、女神、元素等——當我們連結了魔法的力量，便能坦然做出選擇，勇敢往前邁進，蛻變成更完滿的自己。這一路上一定會有挑戰、困難，也免不了犯錯、跌跤，不過這些都會讓你不斷學習與成長。

小結

冥想是最簡單，卻也最困難的事。它意味著放手、臣服，卻也代表與另一股力量連結、合一。這股力量也許是魔法、女神、異界，或是宇宙意識、神靈等。每個人連結的力量可能不同，也可能隨著每次冥想而改變。我們的心喜歡依循既有模式運作，如果有更深層的東西等著我們發掘、釋放，舊習慣就可能改不了、放不下。如果要讓靈性綻放，就必須帶著意識和覺知，去做、去想每一件事。因此，冥想練習不只能調劑生活，投入冥想，也就展開了一趟靈性與情緒的療癒旅程。

女神伊南娜下降到冥界時，脫去了一件又一件人間的衣物，當我們像祂一樣，卸下外在的表象，讓層層的恐懼、焦慮、壓力、物欲和負擔消失，就能照見最真的自我。也許當內心得到解脫，我們就能穿梭到另一個世界，或是清楚預見自己的成功。你的身體、呼吸和心靈是你最好的工具，你需要的只是練習。

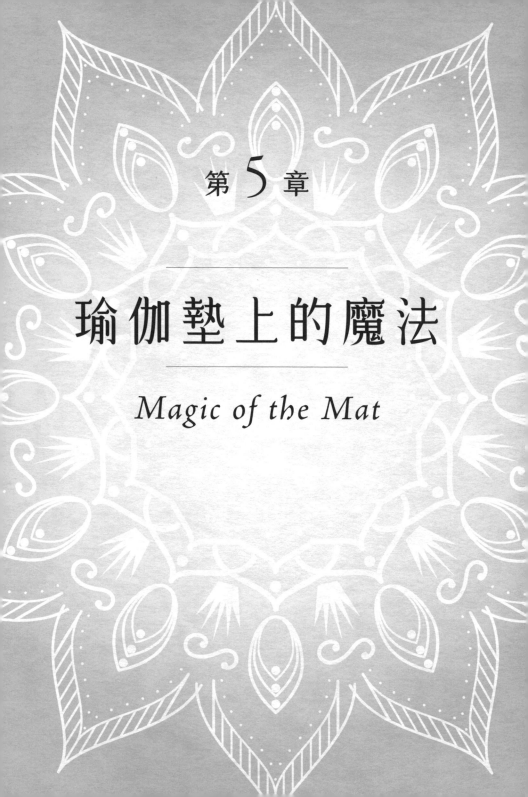

第 5 章

瑜伽墊上的魔法

Magic of the Mat

在這本書的一開始，我就提到要「在墊子上找到你的魔法」。其實，瑜伽修行不只能創造每天的魔法，也能帶來翻轉人生的改變。瑜伽能滋養你的身、心、靈，也能幫助你安穩接地，運用內在的定性與力量，泰然面對人生的任何風雨。你的身體是神性本質的聖殿，而那份神性即是你。定期投入瑜伽練習，會對自己的身、腦、心與靈有新的體認，進而建立新的腦神經迴路。這些迴路能幫助你找到內心的平靜、安寧，時時活在當下，是不是跟魔法一樣神奇？在這一章裡，我們將深入認識幾個概念，融會貫通之後，你就能創造屬於自己的瑜伽魔法，就像調和出個人獨門咒語一樣……

呼吸法（Pranayama）

「Prana」是在所有生命體之間流動、連結眾生的生命能量，在其他文化中可能稱為氣、女神、靈或宇宙能量等。透過瑜伽，我們能啟動、活化這股生命能量。

練習瑜伽就是將身體打開，讓這股療癒的生命能量在體內流動。

呼吸法是控制呼吸，進而控制 prana 的瑜伽修煉。數百年來，呼吸驚人的修復力量一直為瑜伽行者所知，近來也成為現代醫學的關注焦點。古時的瑜伽士發現，自己能透過呼吸法調息，來改變當下的內心狀態。接下來分享的呼吸法練習也能有同樣的療癒效果。呼吸法能放慢呼吸節奏、啟動副交感神經系統，讓人感到平靜、舒緩。只要花幾分鐘觀察自己的呼吸，就能放鬆心神、改善心情。遇到特定情緒、情境時，運用相對應的呼吸法，更能放大這種安撫身心的效果。

練習呼吸法時，一般會席地而坐，將腰背挺直，不過你也可以依照自己的需求，選擇坐在椅子上，或是仰躺在地上。

三段式呼吸法（Dirga Pranayama）

三段式呼吸法是一個讓人平靜、接地的呼吸練習，有助將注意力拉回到當下。在瑜伽課程的一開始，我通常會教這個簡單的呼吸法，幫助學生切換模式，從繁忙、紛亂的工作生活，轉換到全心投入瑜伽的時光。

+ 將注意力帶到呼吸上，覺察空氣從鼻子進出的流動。
+ 每次吸氣時，讓空氣逐漸填滿肚子，腹部隨著吸氣而鼓起。
+ 接著用鼻子吐氣，將肚子裡所有空氣吐乾淨。
+ 以這種腹式呼吸法，再做幾次深呼吸。
+ 接下來，吸氣，讓空氣逐漸填滿肚子，然後再吸一點氣，讓胸腔擴張。
+ 吐氣，先吐出胸腔的空氣，再將肚子裡的空氣吐完。
+ 吸氣，讓空氣填滿肚子和胸腔，然後再多吸一點氣，填滿上胸到鎖骨的部分，讓胸口（heart center）升起、舒展。
+ 吐氣，先吐出上胸的氣，接著讓胸口落下，之後依序吐出胸腔、腹部的空氣。
+ 這就是三段式呼吸法。
+ 以自己舒服的節奏，繼續進行三段式呼吸法。隨著練習，你會更習慣這種呼吸方式。

蜂鳴式呼吸法（Bhramari Pranayama）

在蜂鳴式呼吸法中，我們會在吐氣時，發出類似蜜蜂的嗡嗡聲。這種呼吸法能舒緩焦慮與壓力，是一種不需要念誦梵咒的聲音療癒！

+ 保持嘴巴緊閉，上下排牙齒不碰觸。
+ 用大拇指塞住兩側耳朵，其他手指能輕輕放在眼睛上，或是放在頭頂。
+ 緩慢地深呼吸，讓肺部填滿空氣。
+ 緩慢地用鼻子吐氣，同時用喉嚨持續發出嗡嗡聲。
+ 感受腦中聲音的振動。
+ 這樣就算完成了一次。
+ 再做五次，看看自己有什麼感覺？

手印

如果 prana 是在體內流動的魔法，手印（mudra）就是輔助的咒語！手印是以雙手與手指結成的手勢，具有特殊的象徵意義。手印會形成一個「封印」，幫助引導體內的能量流動，進而創造一種心境。印度傳統醫學阿育吠陀（Ayurveda）、瑜伽和冥想，都會透過持手印來輔助療癒、導引能量和集中心神。搭配呼吸法練習時，手印能在體內激起生命能量之流，而我們需要的工具，就只是自己的一雙手。

持手印和施作咒術一樣，意圖永遠是首要關鍵。手印的象徵意涵是最重要的。在冥想時，我最喜歡的手印是「禪定手印」（dhyana mudra），這個手勢能提升冥想、內觀的能量，並有助與更高層次的能量合一。要持禪定手印，可將雙手掌心朝上並交疊，接著兩隻大姆指輕輕碰觸。任何上過瑜伽課的人應該都能認出「合十手印」（anjali mudra），又稱為「祈禱手印」。在瑜伽課的最後，大家通常會將掌心合十，然後一起說：「Namaste」。合十手印代表對他人的問候，並對眾人內在的神性表達敬意與肯定。根據哈達瑜伽的開山經典《哈達瑜珈經》（*Hatha Yoga Pradipika*，又名「哈達瑜伽之光」），手印蘊含的力量能喚醒沉睡的靈蛇女神，啟動昆達里尼能量。因此，與昆達里尼女神連結的同時，我非常建議嘗試不同瑜伽手印，探索各種能量！「卡莉手印」（Kali mudra）是另一個簡單的手印，能用來召喚印度教女神卡莉（又譯迦梨），感受祂無所畏懼、獨立自主的魄力與內在力量。要持卡莉手印，可將雙手十指交握，接著將食指伸長相碰。這個手勢代表了英勇戰士卡莉的長劍，不過如果這個手勢也讓你想到《霹靂嬌娃》（*Charlie's Angels*）裡的女特務，我也覺得很 OK ！

生命力手印（prana mudra）能活化海底輪，大幅提升生命能量，讓身體全面啟動、充滿力量。我們的每一隻手指都代表一個元素，而生命力手印結合了水、地、火三元素，方法為將無名指和小指的指尖與大拇指碰觸，食指與中指自然伸直併攏。保持眼睛閉起，專注在呼吸上。你也可以在冥想靜坐，或是以山式站立時，手持生命力手印。這個手印不只能緩解身體的疲憊與緊張，更有提升自信心、促進循環等多種效益。

瑜伽體位法

我們會透過不同的咒語、儀式，來平撫受傷的心、宣洩憤怒，或是幫助自己入睡。瑜伽體位法也能分門別類，發揮不同的作用，達到提振能量、療癒或舒緩身心的效果。你可以將這些動作融入儀式，或是作為儀式前的引導。我在這裡只有列出姿勢名稱，如果你希望進一步了解，可以到 *sentiayoga* 網站看看。

感覺心碎或鬱悶時適合的瑜伽

這四個瑜伽體位法能溫柔安撫你的心，或是幫助你改善心情、找到一絲平靜。打開你的心房，好好照顧、療癒自己吧！

+ **嬰兒式**：在這個安全空間裡休息，靜心感受，與自己的呼吸和心跳同步。
+ **人面獅身式**（Sphinx）：打開你的心，溫和地將頭抬起，凝視前方。
+ **仰臥女神式**（Reclining Goddess）：可以將瑜伽枕或一般枕頭墊在身體下面做。
+ **簡易坐式**（Easy Seat）：待在這個姿勢裡，不需要刻意調整或挑戰自己，自在呼吸就好。

助眠的睡前瑜伽

透過和緩、平穩的動作，引導身和心調整節奏，準備進入休息模式、安穩入睡。

+ **坐姿前彎式**：身體往前、往下彎曲時，讓脊椎伸展拉長。

✦ **靠牆抬腿式**（Waterfall / legs up the wall）：你可以動動雙腳和腳趾，或許會覺得更舒服。

✦ **仰臥扭轉**（Twisted Roots / Supine Twist）：以地心引力為輔助，讓身體中段扭轉，釋放壓力。

✦ **攤屍式**：放鬆下沉，讓地球接住你。

釋放憤怒的瑜伽

如果你覺得情緒激動、暴躁憤怒，建議避免深層的伸展動作，因為你可能會不自覺地動作太大、太激烈，結果拉傷肌肉。情緒高張時，我們可以先釋放能量、接地，將注意力放在呼吸與平衡上。

✦ **獅吼式呼吸法**（Lion's Roar）：採坐姿，吐氣時，將內心的怒氣都吐出來吧！伸出舌頭，抬頭望向天空！

✦ **手臂擺動**：吸氣時抬起雙臂，吐氣時放下。

✦ **山式**：雙腳向下踩穩，根植於地，像大山一樣，站得又直又挺。

✦ **樹式**：如大樹不斷往下扎根，過程中找到凝視焦點。

如果你覺得能量沒有釋放乾淨，不妨再做幾回合的拜日式（Sun Salutations）。

女巫們，Namaste！

想不想在瑜伽練習裡加入一點魔法元素呢？試試看這些方法吧：

✦ 在練習瑜伽時，點燃香氛蠟燭。用快樂鼠尾草和茉莉花精油塗抹一根紫色蠟燭，幫助自己與內在智慧

連結，打開第三眼脈輪。

✦ 在引導冥想時進行「召喚四方」儀式，或是朝著四個方位練習拜日式，以四回合作為一個完整循環。

✦ 用鼠尾草或迷迭香淨化瑜伽練習空間。

✦ 在瑜伽墊四周放水晶石。如果想為練習注入和諧與寧靜，可以放粉水晶。我個人很喜歡使用黃水晶，有助提升專注力、集中心神，用毫無雜念的心投入瑜伽練習。

梵咒與冥想女神

薩拉斯瓦蒂（Sarasvati）：又稱辯才天女或妙音天女，掌管音樂、學習與寫作的印度教女神，也被認為是梵語的創造者。在梵文裡，「Sarasvati」不只是女神名，也是印度神話中一條古老聖河的名稱。作為聖河與水的化身，薩拉斯瓦蒂象徵了一切會流動的事物，包含音樂、詩歌、寫作、學習與舞蹈等。

綠度母（Green Tara）：在藏傳佛教中，度母是一位菩薩，散發慈悲與智慧的光芒。祂有21條手臂，各自帶有不同的顏色與靈性特質。在這21種化身裡，又以白度母（象徵慈悲與長壽）和綠度母（代表覺悟與豐盛）最為有名。度母有自己的梵咒（心咒），通常用於讚誦度母：

om tare tuttare ture soha
「我向救度世人、護佑眾生的度母禮敬。」

在宗教畫像中，綠度母通常會持具有象徵意義的手印，例如代表施恩、授予的「與願印」（varada mudra）。方法為將手掌攤開、掌心朝上，指尖自然平伸下垂，這一手印表達了慈悲與接納的能量。

小結

「我們能不能留點時間給自己，暫時放下手邊該做的事、該扮演的角色？就只是這樣，靜靜地處在當下……」

在冥想課上講這句話的時候，我通常會注意到有學生在低頭看自己的智慧手錶，或是端詳自己的指甲。這時，我不會出聲提醒，而是傳一點愛的意念給他們。「處在當下」很容易理解，要真正做到卻不容易。這就是我們不斷練習的原因，也是我們唯一能做的事。我們能嘗試睡眠瑜伽、梵唱或呼吸法，透過這些技巧讓心靜下來，讓各種雜事、雜念成為模糊的背景。在墊子上的你，能不能讓身體以外、這副生命體以外的一切，從你的焦點中淡出？你能不能讓自己的腦袋「關機」？這並不容易，但是冥想、瑜伽睡眠、梵唱與手印都能幫助我們找回心靈的平靜，安然存在於吸與吐之間。進入了這種「自在」，我們就能與顯化的力量連結，或施展咒語，或休養生息，又或者，純粹體驗當下……

瑜伽和巫術無異，都邀請我們卸下生活的負擔，深入內心去探索：心無所懼的我，是個什麼樣的人？沒有煩惱、沒有壓力的我，是什麼樣子？不因為還沒回的 email、待辦事項和工作死線，而焦慮分心的我，又是什麼模樣？當然，這些煩惱會隨著時間再次出現，這很正常，人生就是如此。不過，可以的話，盡量多留點時間給自己，卸下生活的重擔、擺脫俗世的束縛，重新與你的本質、能量和魔法連結，回歸你的身體、呼吸與心靈。

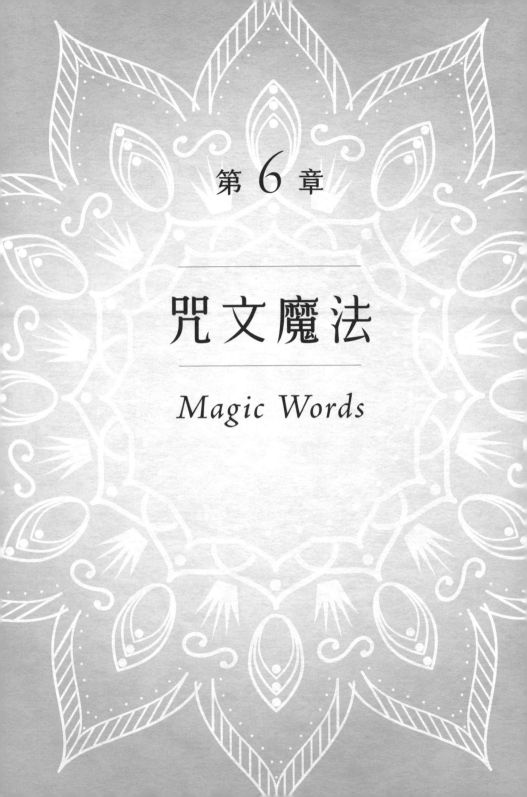

第 6 章

咒文魔法

Magic Words

不論是寫下來或大聲念出來，帶有魔法能量的字符（magic words）都是巫術的核心元素，也在許多瑜伽流派中扮演要角。我們說出口的話語、表達的方式，都蘊含強大力量；透過文字展現的能量，更是我們極為強大的魔法技能之一。在這一章裡，我們會先探討瑜伽的古老語言「梵文」，再談談書寫和口語上的魔法應用。

梵文

　　梵文在印度具有神聖的地位，不只是神明使用的語言，也是讓凡人與超越自我（transcendent self，指超越平常意識的自我）連結的媒介。「Sanskrit」一字在梵文裡的意思是「完整無缺的、神聖的、優雅的」。每一個梵文字都是一個 bija，也就是種子音梵唱。一般認為，每個梵文字母、詞語的本義，都涵蓋在其發音裡。梵語唱頌的聲音也被認為具有療癒力量，並能引導個人的靈性之光彰顯、轉化。

　　很多聲音都有療癒、平衡身心的效果。約翰・伍德羅夫爵士（Sir John Wodrof）是二十世紀的英國梵文學者，常以亞瑟・阿瓦隆（Arthur Avalon）為筆名撰書。他在英國統治時期來到印度旅居，並提到古印度典籍中描述的梵語之音，確實存在身體的能量中心（脈輪）裡。

　　在瑜伽和冥想課程中引導學員時，我使用的字句是凝聚所有人的一股力量。透過話語，我帶著學生進入姿勢、呼吸調息，幫助學生觀照自我，也給予鼓勵和建議。我必須把很多元素拼湊在一起，用文字創造空間。不過，我發現只要我說的話都是發自內心，最後都會水到渠成！

梵咒（mantra）

　　根據阿育吠陀醫學理論，反覆唱誦梵咒是改善健康的絕佳方法。梵語具有療癒力量，梵咒則有助心念專一，透過唱誦結合兩者，不只能修復身心，也能促進全人健康。我們可以頌唱特定的梵咒，與人體的各個主要脈輪連結。

　　在做冥想、儀式或呼吸練習時，也能加入簡單的梵唱。在梵文中，「man」的意思是「心」，「tra」指的是「獲得自由」。梵咒是解放心靈的工具，能讓我們的心智放鬆休息。專注持念梵咒一段時間，不只能為練習增添變化、給自己專注的焦點，也能幫助你抽離內心的雜念，將意圖、覺知帶到聲音上。

　　我不會教你任何高難度的梵唱，這不是我的專業所在（不過如果你想多學一點，坊間有很多專業老師能教你），但我想要分享幾個觀點，引導你進一步發想。

　　「Om」（讀音嗡）是宇宙最原始的振動聲音，也是最廣為人知的種子音梵咒。在古印度神話中，「Om」是宇宙第一個出現的聲音，因此象徵著誕生、死亡與重生的過程。你可以感受，或觀想這個聲音的能量從你的腳底開始上升，一路來到你的頭頂，在頂輪停留。「Om」的聲音能疏通喉輪阻塞的能量，讓你與他人的溝通更和諧、順暢。

　　在第2章裡，我們談到每一個脈輪都有特定的種子音（p.40）。以下這個梵咒比較長一點，你也可以考慮融入練習（用梵語或中文念誦均可）：

okah samastah sukhino bhavantu
「願世上眾生皆喜樂、自在；願我此生所想、所說、所做的一切，都能為世間萬物帶來歡喜與自由。」

簡單的梵唱

梵唱不一定要很長、很正式，或非常複雜。你可以用任何語言，自由頌念喜歡的梵咒，例如：「呼吸」、「放鬆」、「我能安然放下」等等。

梵唱

+ 我能做到，我會做到。
+ 我需要的一切都在我身上。
+ 我即是愛。
+ 我如此強大。
+ 我如此美好／我正在找尋自身美好的路上。
+ 我願意讓自己……
+ 我的潛能是無限的。
+ 我釋放我不再需要的一切。

Sankalpa：意圖的力量

梵文字「sankalpa」的意思是意圖或宣告內心的渴望，例如：「今天，我選擇原諒」或是「今天，我選擇慈悲」。在瑜伽課的一開始，你的老師也許會邀請你設定今天的「sankalpa」，並在練習過程

中時時提醒自己。「sankalpa」是你向宇宙立下的誓願。我們在練習開始時種下意圖的種子，接著細心灌溉、呵護，讓種子發芽茁壯。

你也能在早上起床和晚上就寢前，大聲念出或在心裡默念你的**sankalpa**。當然也可以想到時就念誦，幫助自己帶著意圖用心生活。

書寫

書寫是如此美妙，能讓我們將心中思緒化為紙上文字，從中創造簡單又動人的魔法。你不必要求自己寫出優美的詩歌或散文，也不需要為任何人而寫，這是屬於你的私密儀式。書寫具有神奇的魔力，能帶來洗滌心靈、豐富生命、接地的效果。透過書寫，我們消化了情緒與生活經驗，也提醒自己過往的美好時刻：成功達成目標、學會新技能、遇見生命的奇蹟。藉著書寫，我們創造出視覺意象，還原了人生走過的起起伏伏。

將書寫融入生活的方式非常多種，數也數不清。書寫可以是一種顯化、反思，或是提醒。

日誌書寫（journal writing）的起源可以回溯到遠古時期，當時我們的祖先在洞穴石壁上刻畫，透過記錄一切來理解世界的運作。日誌具有多重功能，可以作為自我表達、爬梳思緒、激盪創意的工具，也可以用來探索內心想法與感受。日誌書寫不只操作簡單，好處更是一籮筐，包含舒緩焦慮和壓力、幫助思緒清晰、提升創造力及覺知、促進靈性成長等。

對瑜伽士而言，日誌書寫能作為「svadhyaya」（自我進修）的一種形式。日誌就像瑜伽墊一樣，可以是一個心靈殿堂、沉思內省的地方。當你雙眼掃過剛才寫下的內容，不妨花點時間想想：你是否

緊抓著憤怒或不滿的情緒不放？你在怪罪別人嗎？你是否忽略了手邊就有的一些解決方法？

結合冥想與日誌書寫

以冥想與日誌書寫為工具來探索內在世界，能幫助我們更深刻地去反思、與自我連結。冥想和日誌書寫都提供了探索的空間，重點不是批判自己或做任何改變，而是在內心的意念、情緒升起時，純粹以旁觀者的角度注意、覺察。現代人的生活節奏太快，停下腳步、反思自省、靜坐冥想變成一件難事，我們不知道怎麼花時間放空，什麼事都不做。大家容易忘記放空的好處，但是讓心沉澱、安靜下來是非常重要的。唯有「平息身心的一切波動」（chitta vritti nirodha），我們才能有啟發、成長、放鬆的空間。為忙碌的生活按下暫停鍵，去探索、觀照自己的內在世界，從中獲得新的體悟吧！將思緒化作文字、寫在日誌裡的時候，我們也淨空了心靈，能將世界看得更透澈。透過結合冥想和日誌書寫，你能淬鍊出更深刻的智慧，更加了悟生活經驗的意義，以及其中蘊含的人生道理。

書寫提示

做日誌書寫時，你可以把想到的都寫下來，或是先花幾分鐘自由書寫。有時候，透過問題、梵咒或一段勵志小語作為引導，能幫助你進入書寫的節奏。以下是幾個引導問題：

問題

- ✦ 今天，我可以如何滋養我的內在女神？
- ✦ 我現在前進的方向，是我想要的嗎？
- ✦ 我做的選擇能讓我更快樂嗎？

- ✦ 為了達成目標，我如何給自己更多幫助？
- ✦ 今天，我可以如何善待自己？
- ✦ 今天早上，我的生活中有哪些魔法？
- ✦ 我對什麼事覺得感恩？
- ✦ 我為今天設定了什麼意圖？
- ✦ 今天，大自然裡看得到什麼季節的豐盛？
- ✦ 我內心渴望達成什麼？
- ✦ 現在有什麼阻礙了我？
- ✦ 在我心中，完美的一天是什麼樣子？

咒語書寫

　　咒語是一個專注的意圖、一種可利用的能量，有時也可以稱為祈禱或顯化。咒語可以包含一串文字、一段詩篇、一個儀式動作，或是將這些元素任意組合。施展咒語要多簡單或多複雜，都由你決定。你可以自由選用素材和工具，沒有數量或種類的限制。不妨借助書本、網路和朋友尋找靈感或建議，然後自己試看看。別忘了記下每個咒語組合的效果（有用的作法、效果不好的素材等）。

　　施展咒語時，最重要的是集中注意力，將能量導引到你的專注焦點。在往目標邁進的路上，咒語當然能助你一臂之力，但你自己也必須付出努力。你想為什麼事物創造咒語都可以，內容可以是受到神性啟發的字句，或是腦海中自然浮現的詞語（兩者通常是一樣的）。

　　你的一字一句都承載了意義，所以先想想自己渴望什麼：放下、疼愛自己、原諒……接著運用其他儀式元素，例如打開或關閉魔法圈、冥想等，就算是完成準備作業，能開始創造屬於自己的咒

語和儀式了！不過別忘了，咒文、草藥、蠟燭等各種儀式用具，都只是為了幫助你集中能量。最重要、最根本的巫術工具還是你的心。

以下為施作咒語和儀式的簡單流程

✦ 閱讀你的日誌筆記，反思一下。你想連結什麼力量，來幫助自己活出更棒的人生？假設檢視目前的生活之後，你希望能多疼愛自己、接納自己一點。

✦ 在滿月的那一晚，調製一份簡單的愛之女神茶。（食譜見第7章）

✦ 打開你的魔法圈，或召喚魔法圈。（詳見第12章）

✦ 迎接月亮（draw down the moon），將月亮女神的力量帶入身體之中。（詳見第9章）

✦ 念出你準備好的簡單咒語。（這是我的版本，你也可以自己寫一個。）

塞勒涅（Selene）、希娜（Hina）、阿蒂米斯（Artemis），

諸位月亮女神——

請讓我接納我的身體，因我的身體而感覺快樂與美麗，

請讓我用照顧他人的方式，好好照顧自己，

請讓我擁抱我的內在女神。

我綻放美麗，值得擁有愛；我綻放美麗，值得擁有愛；

我綻放美麗，值得擁有愛。

女神祝福滿溢！

✦ 喝愛之女神茶。

✦ 品茶的同時，在日誌裡寫下十件讓你感覺自己很美的事，

例如：跳舞、唱歌、沐浴在陽光下、做按摩、做指甲、跟朋友一起大笑……

✦ 你已經展開了疼愛自己的旅程，不妨抽一張神諭卡，看看女神給了你什麼指引。

✦ 你可以跟自己約定好，每天要做一件疼愛自己的事，或許能參考剛剛列出的十件事。你也可以每天花點時間來到祭壇邊，點燃一根蠟燭，或是反思自己的咒語和修行之路。

✦ 打開魔法圈。

✦ 繼續你的旅程……

跟人生很多事一樣，想要讓意圖和咒語在生命中顯化，就給自己多一點時間、耐心和愛吧！

影子書（Book of Shadows）

　　影子書又稱為魔法書（Grimoire），是女巫用來記錄咒語、儀式與發想的記事本。基本上就像一本手帳，不過是女巫專用的喔！你能在影子書裡記錄任何事物，或是寫下創意靈感，例如食譜、藥水、草藥複方、月相和目標等，任何你覺得值得記錄的東西都可以。你的影子書可以是實體書或電子書。（我的影子書貼滿金色愛心，而且用不同顏色的彩帶區分主題。）影子書的撰寫格式、內容並沒有嚴格規定。如果你有參加女巫集會或組織，其他成員也許會給你一點建議。不過，既然這是屬於你的書，也不需要給任何人看，想怎麼寫真的都由你決定。

勇敢放下吧！

你可以把書寫魔法帶到瑜伽教室，或是你參與的任何團體活動。接下來分享的儀式非常簡單，很適合在新月的晚上進行，我通常會安排在冥想活動之後。你可以拿一張紙，寫下你想在這個月放下的任何事物。之後把紙揉成一團，帶著意圖把紙團處理掉，例如：把紙團燒掉、埋起來，或是用薰香棒淨化。

在瑜伽課帶領這個活動時，我會請學生把揉成團的紙放進一個大釜或碗裡。我帶回家之後，會用薰香棒淨化，接著把這些要「放下」的事物燒掉，畢竟瑜伽教室通常沒辦法燒東西（笑）。我會告訴同學們，魔法和瑜伽一樣，意圖代表了一切。透過這個非常簡單的儀式，我們帶著意圖，看見了自己想放下的東西，接著同樣帶著意圖，把它丟到了這個大釜裡。我們帶著新的意圖繼續過日子。這跟做瑜伽完全一樣，所有移動、平衡與呼吸，都帶著意圖，你不能二話不說，立刻做一個頭倒立的動作，然後希望神明保佑。受傷就是這樣發生的！無論是運動身體或呼吸調息，我們都應該帶著意圖，希望在練習的最後，我們能感覺更為平靜，身心更平衡一點。意圖是最重要的。你必須有意識地選擇、告訴自己：「我現在要進入這個姿勢、我現在要放下擔憂、我今天要與這位女神的力量連結。」

你的心神可能會在一段時間後飄走，也許是在一堂課的中間飄走，或是在一個月後飄走，你慢慢忘了要疼愛自己的意圖。這並沒有關係，你可以回過頭來，帶著意圖，再試一次。於是，你回到祭壇邊、大釜前，站回墊子上……這就是魔法，是年度之輪（Wheel of the Year）、是日子的循環：你永遠有機會回過頭來，再試一次。

自由書寫

　　顧名思義，自由書寫就是拿出一張紙，接著動筆開始寫……就是這麼簡單。手不要停下來，筆不要離開紙張，持續書寫，不用擔心文法、標點符號或句子結構對不對，也不用去想合不合邏輯。當我們讓思緒自然流瀉，創意便開始萌芽。透過自由書寫，每個人都能進入思緒的流，任它帶我們四處遊歷。

　　十九世紀時，自由書寫是靈媒和通靈者常用的工具，能用來與鬼魂和其他靈界存在連結。現在，每個人都能透過自由書寫，探索自己的意識和潛意識心智。自由書寫的唯一原則是不停地寫，持續動作是練習成功的關鍵，好讓你內在的批判聲音來不及思考內容、提出質疑。在我們的文化中，做這種自由書寫、即興創作的機會並不多。社會要求我們拿出成果，但往往不給我們揮灑創意的空間。我們需要這樣的空間，才能盡情玩樂、放膽嘗試、找到關聯並組織想法。創意只存在於開放的中介空間（liminal space），而自由書寫給了我們進入這個魔幻空間的鑰匙。

創造自己的魔法守則

　　你可能聽過「威卡教義」（只要不傷害別人，盡爾所欲），或是其他類似的女巫守則。帕坦伽利則是以八肢體系作為《瑜伽經》的指導原則。隨著我們持續探索瑜伽、巫術和女神的世界，發掘創造魔法的各種方式，你也可以藉由這本書給你的靈感、想法，以及自我探索的心得，設計一套自己的魔法守則。其中可以包含提醒自己的原則、鼓勵的肯定語，或是你的「女巫宣言」，說明你未來希望

過著怎樣的生活。無論你的守則或宣言長什麼樣子，記得放在你每天能看到的地方。你可以包含類似以下的敘述：

- ✦ 我充滿力量。
- ✦ 我每天都與自己的內在力量連結。
- ✦ 我對他人多慈悲，就對自己多慈悲。
- ✦ 我幫助他人，也圓滿自己。
- ✦ 我讓自己在需要的時候休息。
- ✦ 我值得擁有宇宙為我安排的一切美好。
- ✦ 我永遠不會運用魔法、咒語、社群媒體或在背後說閒話來傷害他人。
- ✦ 我會盡量不批判，我知道每個人都有自己的問題要處理。
- ✦ 每天早上醒來，我能選擇自己想成為的人／女巫／瑜伽士。

書寫女神

塞莎特（Seshat）：古埃及神話中的智慧、知識與書寫女神，也是手稿與文書檔案的保護神，以及創造書寫的女神。祂並掌管眾神的圖書館（House of Books）。在古埃及傳說中，文字具有魔力，許多古老文獻也能看到符文和咒語的紀錄。塞莎特後來也是掌管會計、建築、天文與占星學的女神。在神話中，祂通常手握一根棕櫚枝，記錄著歷史的演變，並主要負責記載法老王的一生。

你可以像塞莎特一樣，發明自己的書寫系統，隨心所欲地在你的日誌和影子書上揮灑。你可以運用符號、顏色、塗鴉及圖片剪貼等各種元素，自由搭配，在日誌的每一頁展現你的個人色彩。你寫下來的每一個字，都會受到女神塞莎特的保護。

弁財天：日本民間信仰中掌管一切「流動」事物的女神，包括水、文字、口才、表達、音樂及知識。因為這種流動的意象，弁財天一般也象徵海洋，身旁常有一條海龍圍繞，許多供奉祂的神社都位於近海之處。據說弁財天是印度教女神薩拉斯瓦蒂在日本的化身，而薩拉斯瓦蒂也是音樂、詩歌和書寫等流動元素的守護神。因此，每天早上動筆寫日誌之前，不妨花點時間請求弁財天或薩拉斯瓦蒂協助，或是設定意圖，任思緒自由翱翔，讓文字如流水般湧現。

小結

　　慶祝你的文字吧！或說或寫，你的一字一句都是魔法，都如此神妙！你不需要寫得一手好文章、擁有一副好口才，你的文字是你的寶藏，不必與任何人分享。為自己而寫，寫出最真的自我；喜悅時寫、悲傷時也寫，讓文字將你的魔法展現得淋漓盡致吧！

第7章

日常魔法

Daily Magic

說到魔法，你會想到什麼？華麗的服裝和各種儀式道具？一字不漏地念出魔法書裡的古老咒語？如果是瑜伽呢？你很可能也會想到剪裁貼身的服裝，還有不便宜的「道具」，包含瑜伽墊、瑜伽磚或瑜伽枕等等。這些刻板印象可能讓人提不起勁每天練習，甚至一點興趣都沒有，因為這一切看起來實在太麻煩了！

　　我想要跟你分享如何用輕鬆、舒服的方式，將瑜伽和巫術的魔法融入飲食、打掃和生活起居，並創造你的日常魔法美學。我們能透過一些簡單的小技巧，與大自然和魔法能量連結，讓每一天的修行輕輕鬆鬆、樂趣無窮！

　　你的本質每天都可能改變。有些時候，你是所向無敵的女戰神，但也有些時候，你會感到脆弱、渺小。無論你每一天的狀態如何，魔法和瑜伽都能給你支持。

　　這是一場旅程，而且你不斷在進步、成長，就算你還不確定今天的內心狀態，也沒有關係。先問自己幾個簡單的問題：什麼能讓此刻的我感覺療癒？也許不是做瑜伽或冥想，而是吃點東西、休息、到戶外曬曬太陽？好，這就是你的第一步。今天，你是一個需要休息、接地、沐浴在陽光下的人。有時候，你會覺得內心世界充滿矛盾，讓人摸不著頭緒：如果我不知道今天的自己是誰，要怎麼展現內在的女巫力量？要怎麼分享正向能量，同時接受有些人會覺得我做的事是可怕／奇怪／腦袋不正常的？我知道這一切並不容易，但是人本來就是非常複雜的動物，活在一個無限複雜的宇宙裡。

　　在瑜伽課上，我常提醒學生，我們能在一次呼吸裡，同時找到安定與力量，感覺平靜卻堅強。我們心中本來就會有這些矛盾的力

量，如果能全然接納，就能找到自在，就能在各種未知、不可知當中安然自處。

在一個喜歡限制、論斷是非又講求明確的世界裡，我們複雜又充滿矛盾，卻也因此而美好。別人也許會因為無法為你下定義，而感到不太自在，但這其實說明：你不欠任何人一個解釋。你豐富的內在世界只需要對你自己有意義，與他人無關。一個人可能只因為知道一些事、因為擁有知識，而被冠上女巫的稱呼。不知道是因為恐懼、嫉妒、不滿，還是什麼奇怪的理由，有些人竟然覺得「有知識」的女人是危險的。為什麼？因為她知道別人不知道的事？因為她更有智慧？或者只是她體悟到，沒有人真的知道世界如何運作，而她找到了自己的一條路，也知道這是適合自己的路？想一想今日西方社會和許多國家對女性加諸的許多限制、對身體自主權的剝奪，也許這一切也跟選擇有關。傳達出**我擁有豐富知識、我充滿力量、我能自己決定如何運用這些力量**⋯⋯是不安於現狀的一種宣示！

意識的轉化總是從最小的一步、最簡單的改變開始，同時敞開心擁抱魔法的力量。我們就從現在的位置展開這段旅程：用眼前的身體、在自己的家裡、在這個世界，在歷史的這個節點。不必等到擁有夢寐以求的身材、高檔瑜伽褲和完美的豪宅，而是此時、此地就開始。親愛的、勇敢的你，儘管踏出第一步吧！不用講求完美、不用追求表現，只要創造小小的火花，讓它帶你進入魔法空間，也許最後，你會看見驚喜的轉變。

廚房女巫

　　無論是調製魔藥水、用滿心的愛烤蛋糕，廚房可以是創造魔法的神聖場域。整個過程都是咒語的一部分，你內心的意圖就和食材一樣重要！廚房女巫的家總是充滿魔法的香氣，洋溢幸福、溫暖的氛圍。

　　廚房巫術是打造暖心居家生活的魔法，歷史極為悠久。隨著越來越多家庭主婦擁抱內在的廚房女巫，這種古老巫術也越來越盛行。廚房女巫會沖泡花草，作為藥方或獻給神靈的祭物。在古時候，他會一邊往壁爐裡添柴，一邊祈求女神庇佑，給世界一個暖冬。

　　對很多人來說，廚房巫術就是回到巫術的根本，回到古老的年代。那時，女巫和男巫會在傳統簡樸的屋舍裡，站在爐火前修煉巫術，偶爾也會有當地居民來尋求協助和治療。廚房女巫、綠女巫（Green Witch，運用自然系魔法，與植物、藥草為伍的女巫）、跨界女巫，都用來指那些沒有隸屬特定宗教或集會，偏好獨自修行的女巫。

　　意圖是最重要的，帶著愛與感恩所做的烤起司吐司，就是一道愛、豐盛、富足的魔法食譜！

　　為每天的例行工作注入一點魔法元素，能讓生活充滿更多魔幻色彩。廚房女巫總是就地取材，整個廚房就是他的魔法工具箱。她知道如何用輕鬆又省錢的方式探索魔法，什麼花俏道具都不需要！煮鍋就是你的大釜、木湯匙就是你的魔杖！在廚房女巫的巧手下，魔法和現實生活彼此融為一體，所有家事、雜務都閃爍魔法的光芒，這是廚房巫術讓我著迷的地方。

廚房女巫私藏食譜：超簡單的療癒花草茶

太陽魔法檸檬茶

能帶來陽光能量的簡單好茶。這款茶飲不只能淨化、暢通身心，也有助消化。檸檬水能舒緩感冒、發燒、喉嚨痛和鼻塞等症狀，也和太陽、月亮都有關，很適合搭配第9和第10章的瑜伽魔法。

請準備：

✦ 一顆有機鮮檸檬，榨汁備用。

✦ 一片檸檬，或是刨一點檸檬皮，用於加入杯中。

✦ 一茶匙蜂蜜或楓糖漿，增加甜味。

作法：

1. 將材料加入你最喜歡的杯子裡，倒入煮滾熱水沖泡。

2. 感受杯子的溫暖、啜飲檸檬茶的清香，沉浸當下，享受這一刻的美好。

單方

這種藥草茶／咒語只包含一種材料、魔藥草，或只由一種配方製成的藥劑，因此稱為「單方」（simple）。其他美妙的單方花草茶包含：

✦ 薄荷茶：助消化，能帶來療癒、力量和好運。

✦ 洋甘菊茶：淨化、保護、舒眠。

✦ 迷迭香茶：力量、療癒和保護。

有些藥草，例如薄荷、檸檬和洋甘菊，通常會以水浸泡後使用，可以泡成茶喝、加入泡澡浴水，或用於手浴或足浴。其他如迷迭香、金盞花等香草，則可以與油調和，拌入食物、作為按摩油使用，或是加到酒裡調成藥草酒。你可以泡迷迭香茶，不過我個人喜歡拿迷迭香來調琴酒！你也可以在橄欖油裡加點迷迭香，淋在沙拉或披薩上！（建議吃披薩配琴酒，這樣很搭！）

愛之女神茶

藉由這款特調藥草茶，我們能連結安亞（凱爾特神話）、芙蕾雅（Freya，北歐神話）以及阿芙蘿黛蒂等愛之女神的能量，讓各種形式的愛在生命中顯化。女神安亞擅長調劑魔藥水，能帶來身心的療癒。這款茶香甜又美麗，材料中的草莓和薄荷都是女神芙蕾雅的象徵物。在民俗魔法中，草莓象徵熱情與生育，很適合用於愛情魔咒！薄荷的名稱則來自一位美豔的希臘仙女，通常用於祈求愛情、豐盛和療癒的咒語。另外，用來增加甜味的蜂蜜，是阿芙蘿黛蒂最喜歡的天上美食。蜜蜂和蜂蜜都是阿芙蘿黛蒂的聖物。

在月盈期間（新月到滿月），或是在代表女神芙蕾雅的星期五，用一杯愛之女神茶寵愛自己吧！

請準備：

+ 一枝新鮮薄荷，洗淨備用。
+ 鮮草莓數顆，切片（用草莓乾也可以）。
+ 蜂蜜，如果能使用在地蜂農生產的蜂蜜更好。
+ 熱水。

作法：

1. 在小鍋裡倒三杯水，放入草莓，小火煮至少十分鐘。
2. 將草莓撈到你喜歡的馬克杯裡。
3. 將薄荷枝放到杯子裡，加入幾滴蜂蜜，攪拌均勻。
4. 放鬆享受這杯茶！喝的同時，不妨觀想將愛的能量帶到你的一天，充滿你的生活。

阿育吠陀（Ayurveda）

運用草本植物和花卉的古老知識，跟人類的歷史一樣久遠，最早的紀錄可以回溯到四千年前。古代的蘇美、印度和中國文化都有運用草藥治病的傳統。

印度傳統醫學「阿育吠陀」是一套全人健康系統，講求透過調整飲食和草藥療法，找回身、心、靈的平衡（就像綠女巫和廚房女巫一樣！）。阿育吠陀在印度已經流傳數千年，不只是世界上最古老的醫學系統，也是和瑜伽相輔相成的科學。阿育吠陀和瑜伽一樣，是傳承千古的智慧，但其養生理念對現代人一樣受用。

阿育吠陀的梵文結合了「ayur」（生命）及「veda」（科學）兩個詞，並以地、風、水、火、空五大元素為基礎。每個人體內都具有這五種元素，當各個元素達到平衡，身心靈自然健康。

阿育吠陀理論將人體分為三種體質，又稱為「dosha」（意思是身體能量），分別是「風型」（Vata）、「火型」（Pitta）和「水型」（Kapha）。這三種體質來自五大元素，都是大自然的能量，而且不只存在人體內，也組成了宇宙萬物。這些元素能幫助我們更了解自

己與身處的世界，會影響個人的生理、心理與情緒特質，也決定了我們的特殊力量和弱點。

風型：包含空氣及乙太（象徵空靈、無法預知、流動）。
火型：包含火和水（象徵充滿力量、果敢、轉化）。
水型：包含土和水（象徵接地、平靜、修復）。

　　每個人身上都有這三種體質，只是比例各自不同。

　　我們與生俱來的特殊能量組成，稱為「原生體質」（prakriti，意思是本質、天性），而「動態體質」（vikruti）是我們現在的能量狀態，會受到各種因素影響，例如環境、壓力、飲食或睡眠品質等。

　　舉例來說，你的原生體質也許是**風型**，但是工作壓力大的時候，可能會偏向**火型**，脾氣變得比較暴躁；在冬天的時候偏向**水型**，比較穩定接地。

　　在瑜伽課上，熱情如火的「火型人」學員通常喜歡做手倒立、平板式（又稱棒式）和拜日式。如果有同學覺得今天特別「水」，不用懷疑，他們絕對是第一個進入攤屍式和大休息！

　　這純粹是我的個人觀察，雖然有點以偏概全，不過阿育吠陀的體質理論提供了全新觀點，讓我們能從元素能量的角度認識自己，也認識世界。

	說明	特質	平衡狀態	失衡狀態
風型 Vata (風+空／乙太)	Vata 是流動的能量，與空氣、空間有關，代表純淨、創造力和彈性。風型能是流動的：呼吸的流動、心臟的搏動，以及肌肉、組織、細胞的運動等。這股能量負責協調心智和神經系統的溝通。	體型瘦小、頭髮乾而細、皮膚較乾燥粗糙。能量旺盛，但只能維持短時間，需要大量休息。	創意十足、充滿熱忱	焦慮、畏首畏尾
火型 Pitta (火+水)	Pitta 結合了轉化的火能和流動的水能，雖然可能不穩定，卻能像火的溫暖、水的流動一樣蔓延伸展。在人體裡，火元素掌管智慧、理解力、食物消化、思考、情緒和經驗。	中等體型、面色紅潤、對陽光敏感、髮質一般或健康。積極進取、有高度專注力和毅力。	心理素質強、積極、果敢、充滿動力。	好勝、易怒、控制慾強、喜歡批評。
水型 Kapha (土+水)	Kapha 與地和水元素有關，能帶來結構、穩定與堅實，並代表愛和慈悲的水能。這種體質能滋養所有細胞、潤滑關節和皮膚，以及保護組織。	骨架大、臉色較蒼白、髮質和膚質介於中等和油膩。極有耐心、脾氣溫和、知足。	堅強、和善、有耐心、包容。	易怒、無精打采、貪心、佔有欲強。

我們都是獨一無二的個體，了解自己的體質屬性和元素組合非常重要。你可以到 http://www.pukkaherbs.com/uk/en/ 或其他網站做線上測驗，找出自己的「dosha」。Pukka 不只提供測驗，他們也根據阿育吠陀的原理製作花草茶包。

規律作息，順時養生

阿育吠陀裡有所謂的「日常作息」（dinacharya）概念，強調作息規律、依照四時循環養生，對於促進健康、調理身心非常有幫助。即使你是第一次接觸阿育吠陀，只要從小地方著手，養成健康的習慣並不難，也能讓心情更美麗。對我來說，每天早上喝一杯溫熱的檸檬水，能讓大腦慢慢開機，迎接新的一天。以下是幾個阿育吠陀理論提到的日常養生儀式。

冥想、禱告或靜心反思

晨間儀式的目的是讓神經系統放鬆，在一天開始前讓自己接地。冥想、呼吸法、禱告或靜心反思都能幫助你接地，平息一切的身心波動。你也許已經有自己偏好的晨間儀式，如果沒有的話，早上起床後靜坐、緩慢深呼吸幾分鐘，是簡單又美好的第一步。

做瑜伽

作為阿育吠陀的「姊妹科學」，瑜伽自然是阿育吠陀日常養生法的一環。阿育吠陀認為每個人能根據自己的體質和目前能量平衡狀態，修煉不同的瑜伽，藉此獲得最大效益。舉例來說，如果你是**水型人**，想為早晨注入一點元氣之火，可以嘗試拜日式。如果你是空靈的**風型人**，希望安穩接地，則可以做拜地式（Earth Salutations）

和有助接地的坐姿動作。如果你是熱力四射的**火型人**，需要一點舒緩和療癒，也許靜心冥想和呼吸法會對你有幫助。

　　日常作息的用意是幫助身心系統回歸平衡，因此投入晨間儀式不只是一種自我疼愛，也決定了你如何展開新的一天。晨間作息讓我們能以身心健康為重，也提醒自己每天都值得被愛、被關懷。

　　阿育吠陀理論有一個很特別的地方，那就是特別著重清晨時光。在提到理想的晨間作息時，許多建議練習都是一邊做、一邊散步，而且是在吃早餐前完成。很多人也許體會過日出前幾個小時，世界一片安靜、祥和的美好。清晨也確實是照顧自己、反思內省的黃金時段。因此，阿育吠陀修行者會建議在日出前的「甘露時刻」（ambrosial hours）起床，也就是清晨三點到六點之間（我的天啊！）。這是一天當中最為空靈、最 Vata 的時刻：空氣清新、天色微亮，非常適合與最深層的自我意識連結。這個嘛……我畢竟是個普通人，我敢說對許多普通人來說，每天凌晨三點起床做早課不只是一種壓力，也是不可能的任務。（順便分享一下，我的體質是水型，也就是接地、踏實的那種，所以凌晨三點就讓我好好躺著吧，我最喜歡接地了！）不過，這個概念希望你做到的，是比家裡的人都早一點點起床。即使只是把鬧鐘的時間提早十分鐘，你也可以用這段空檔冥想、抽一張神諭卡，或是靜靜享受一杯茶，準備迎接新的一天。在各種雜事、工作開始干擾你，讓你忘了觀照內心之前，用這段晨間時光與靈魂對話吧。

　　以下的方法和提議都很簡單，能自然融入你的自我照顧SOP，幫助你輕鬆實踐阿育吠陀的生活哲學：

✦ 早起後喝點檸檬水，讓大腦和身體開機，並點燃你的「消化之火」（agni）。

✦ 一天當中以午餐為最豐盛的一餐，因為這時日正當中，你的消化之火也最為旺盛。

✦ 到戶外散步。在阿育吠陀裡，散步是一種體現三大生命能量（tridoshic）的運動，能平衡所有元素力量，而且不會造成身體負擔。走路也能讓心靈平靜。不妨約朋友一起散步，順便聊天談心吧！

✦ 深呼吸或做呼吸法練習。正念呼吸能促進氧氣和其他重要養分流動到身體各處。

✦ 早點上床睡覺。阿育吠陀非常強調睡眠品質的重要，晚上好好休息，白天才有力氣投入各種活動。（這就是人人都需要的陰陽調和！）

✦ 跟太陽一同起床（不必勉強自己！）。早起讓你有時間醒腦、反思，還有吃一頓營養的早餐。你也能享受清晨時分的幽靜。

✦ 將香料帶入生活：薑黃、孜然、香菜籽、茴香籽及小豆蔻……這些香料用於阿育吠陀飲食中，能為食物增添香氣與風味，注入暖身也暖心的能量。

瑜伽茶（Yogi Tea）

　　蔬食、香料、藥草的療癒屬性是阿育吠陀療法的基礎，和廚房女巫的概念有異曲同工之妙。我們吃下肚的食物能帶來營養、力量與療癒。

下面介紹的瑜伽茶作法來自斯里蘭卡，當時我們在一座茶園兼香料園舉辦瑜伽靜修營，大家一邊享受優美的自然景致，一邊做流動瑜伽、游泳、探索自然與品茶養生。這份食譜根據阿育吠陀的香料調和法，混合多種暖心香料，有祛除風寒、預防感冒發炎之效。世代以來，許多瑜伽士會喝瑜伽茶來幫助自己專注冥想，度過在寒冷深山裡數小時的靜修。覺得需要暖暖身子的時候，都可以泡一杯瑜伽茶。（無數個漆黑的二月天，是瑜伽茶陪我熬過了清晨的寫作時光！）

薑：在阿育吠陀理論中，薑的療法應用非常廣泛，包含促進消化、祛寒暖身等。

小豆蔻：可支持健康的腸胃與消化機能。

錫蘭肉桂：錫蘭肉桂皮來自斯里蘭卡特有的一種小型常綠樹。一般超市販售的肉桂粉其實是由中國肉桂（又稱玉桂）製成。有「真正肉桂」之稱的錫蘭肉桂能支持呼吸道、消化系統機能，提升免疫力（所以我都選購斯里蘭卡出產的瑜伽茶和肉桂）。

丁香：另一種性溫的香料。丁香花苞是富含香氣的乾燥花苞，來自一種桃金孃科的灌木。丁香有促進循環和消化的功效。

香菜（又稱芫荽）：香菜籽有健胃、消脹的效果。

胡椒：黑胡椒在阿育吠陀醫學裡是很重要的療癒香料，具有解毒、抗氧化的功效，能促進消化與氣血循環，也有助將其他草藥的療效帶到不同身體部位。

所需食材（可泡兩杯）：

✦ 7顆完整丁香

✦ 10顆黑胡椒粒

✦ 1或2根錫蘭肉桂

✦ 10個小豆蔻全豆莢（先把豆莢去除）

✦ 薑4片（不須去皮）

✦ 1/4茶匙紅茶粉，或一個紅茶茶包

✦ 4杯水

✦ 蜂蜜或楓糖漿增添風味

作法

1. 將所有材料放入鍋裡，悶煮至少二十分鐘。

2. 將茶隔著濾網倒入茶壺，或直接倒入杯子裡。

3. 依個人喜好調整甜度，就完成了！

日常女神

很多女神與爐灶、家庭，或是火、食物等元素相關。連結祂們的力量時，也願我們都記得，廚房不只是洗碗煮飯的地方，也是顯化魔法、找到喜悅與靈感的奇蹟空間！

赫斯提亞（Hestia）：希臘神話中的爐火與家庭女神。祂的名字有爐灶、火焰與祭壇的意思。女神赫斯提亞提醒我們，爐灶與祭壇本是一體。祂是為古希臘家家戶戶帶來溫暖的爐灶之火。在祭祀祂的神廟裡，常可見神聖的爐火熊熊燃燒，還有以祂之名供奉的甜酒與美食。雖然赫斯提亞是如此親民的女神，希臘神話卻對祂著墨不

多，顯然也不認為祂特別重要。荷馬（Homer）並沒有在史詩《奧德賽》（*Odyssey*）裡提到她，相關藝術畫作裡也少見祂的身影。作為眾神宅院（也就是奧林帕斯山）的守護女神，祂很少踏出家門一步，在神話故事中的戲分自然也有限。或許其他天神上演各種愛恨情仇，在人間惹是生非之際，祂正在家裡忙著煮晚餐呢！

赫斯提亞反映出的持家、顧家形象，讓我覺得非常有意思。與忙碌、吵雜的生活相比，煮飯、清潔及打造溫暖小窩的廚房巫術通常像背景音樂一樣默默進行。在廚房裡忙進忙出，不見得是什麼盛大、有趣的事，卻是充滿力量、不可或缺的魔法。所以，下次做家事時，不妨給自己一個微笑，也許可以點一根蠟燭、放點音樂。打理家務不會讓你名留青史，但是創造生活美學的魔法是無價之寶。這些流露愛、關懷與顧家的小小舉動，其實是最偉大溫暖的魔法。有了這些魔法天天相伴，我們為自己和家人的日常增添了神聖的儀式感，讓居家生活像蜜一樣甜。

聖母布麗姬（Maman Brigitte）：凱爾特神話與巫毒信仰中的女神。布莉姬是最古老、擁有多個面向的女神，也因此扮演多重角色、有各種化身。為了成為布莉姬女神廟的祭司，我踏上了學習之路，也在過程中不斷發現祂在世界各地的新化身，讓人又驚又喜，其中一個化身就是聖母布麗姬，在巫毒教中象徵生命、死亡、女性、生育、熱情與療癒的女神。

我們會在「太陽魔法」一章介紹凱爾特神話中的布莉姬女神，不過我覺得談到廚房魔法，不得不提一下祂的化身聖母布麗姬，因為在巫毒傳統中，祂最喜歡喝浸有辣椒的蘭姆酒。光是這一點，就知道祂是誰都不敢惹的嗆辣女神！ 如果連結聖母布麗姬的力量，

你可能也會愛上這款辛辣刺激的調酒。布莉姬的信仰會傳到美洲新大陸，是因為當時愛爾蘭的女性被送往美國紐奧良一帶，作為奴隸和農場工人。這些女性什麼也不能帶，只能一心念著守護自己的女神，帶著祂們的神話飄洋過海。

就像布莉姬一樣，聖母布麗姬也是一位療癒使者。信眾需要療癒或重新開始的時候，就會祭拜祂。身為火焰女神，布莉姬的各種化身都與爐灶之火有關。只要有火的地方，就有布莉姬的身影。如果你想借助聖母布麗姬的能量，給自己一個全新開始，可以在祭壇上放一小杯蘭姆酒、一根辣椒。你也可以一口乾掉用辣椒浸漬的特調蘭姆酒，展現強大的女神氣場，呼出力量與熱情的火焰！

凱莉德溫（Kerridwen）：凱爾特神話中的女神，有「大釜守護者」之稱。在古時，大釜一般都放在屋子中間，生火起爐灶的地方。凱莉德溫和祂的大釜是知識與轉化的象徵。在廚房裡工作就是轉化的藝術。在我們的巧手轉化下，食材變成各種不同的料理，能為自己和家人帶來溫飽。每次下廚煮飯時，你都可以歌頌凱莉德溫的美好。如果要連結女神的力量，可以運用一些和祂相關的香料和食物，例如代表土元素的月桂葉、肉豆蔻、鼠尾草、蘋果、梨子和南瓜等。

安娜普納（Annapurna）：印度教的食物、廚房與滋養女神。祂的名字結合了「食物」（anna）和「飽足」（purna）兩個詞。身為滋養女神，祂永遠不讓信眾挨餓，除了提供身體的營養，祂也能給我們習得知識的能量，幫助我們悟通智慧，獲得靈魂的養分。想到任何能滋補身體、療癒心靈的東西時，都能召喚安娜普納的能量，例如：健康的食物、溫熱的花草茶、泡澡、閱讀、唱歌、照

顧花圃、做手工藝，以及與所愛的人在一起……好好花時間滋養心靈和身體吧！

小結

仔細想想，地球母親賜予的魔法，就在我們吃的食物裡。如果可以的話，盡量攝取新鮮、有機的食物。自己動手做的料理，能吃出滿滿的愛，是現成料理包絕對比不上的！烹飪就像施展咒語，需要憑藉直覺，也充滿趣味！盡情揮灑、慶祝你的廚房巫術和日常魔法吧。

如果想探索更多療癒魔法食譜，你可以到 *sentiayoga* 網站看看。在 Instagram 上分享你的創意料理時，也別忘了加上「#YogaforWitches」和「#YogaWitchCookBook」的標籤喔！

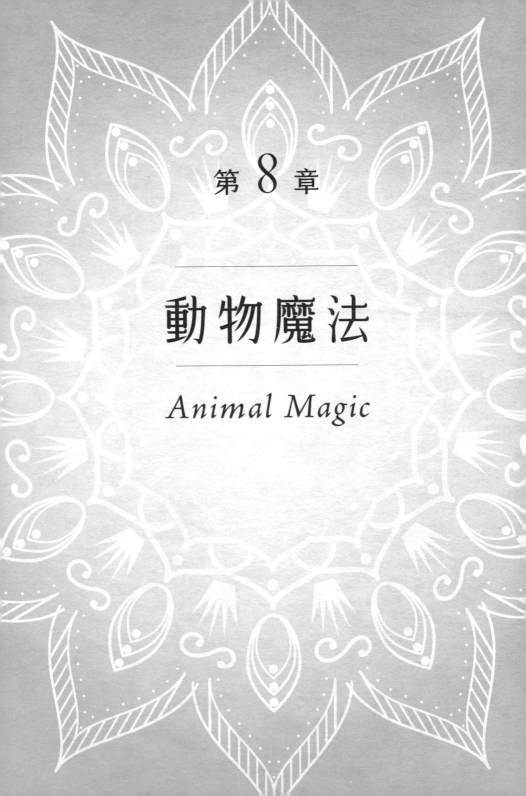

第 8 章

動物魔法

Animal Magic

不少古老神話與靈性傳統都有動物信仰，相信動物具有引導、幫助人類的力量。許多人也認同動物確實是特別的存在，牠們與大自然的緊密關係，是人類渴望擁有的連結。

在許多文化中，動物被賦予自然之靈、力量動物（power animal）、靈獸（spirit animal）的地位，或被視為神祇的動物指導靈（animal guide），因此備受尊敬、崇拜。動物的行為可能預示著大地母親未來的安排。人類發展出敏銳的觀察力，擅長發現事物間的規律、象徵與意義，原因之一是為了求生。看見候鳥意味著入冬第一場雪已近、被踏過的草表示附近有掠食者，這些觀察都是讓自己免於一死的關鍵。

能透過許多方法與動物連結。我們可以借助動物尋找靈感或力量、請求動物靈守護，也能以動物為思辨對象，從中獲得啟發。也許有些人有養寵物、經常與動物為伍，但有時候，動物會不經意地來到我們生命中，傳達宇宙的訊息。牠們能引導人類領悟自己的特質與力量，或是提醒我們需要注意的人生課題。這樣的巧遇也許發生在現實生活中，或透過夢境、象徵物展現。動物能作為我們的老師、信使與引導，一路相隨相伴，引領我們更了解自己生活的世界。

巫使（Familiar，又稱使魔）

女巫能選擇特定動物，作為與自然、神靈連結的媒介，不過有時候，也可能是動物「選擇了自己」。我們能透過儀式、獻祭來敬拜動物屬靈，藉此溝通、連結，或是尋求靈感啟發。

「巫使」的概念跟女巫一樣，在歷史上長期遭到污名化，被貼上類似的負面標籤。巫使有時被描繪為女巫的惡魔爪牙，有時則只是化身為動物的精靈，以密友或夥伴之姿，扮演陪伴、協助或守護女巫的角色。有養寵物或毛孩的人，也可能把牠們視為好朋友或守護者，這是同樣的道理。你可以自由決定要不要把寵物視為你的巫使。

力量動物

在某些現代異教和巫術的傳統中，動物的意象、身體部分（例如羽毛）已經是魔法信仰與儀式操作的元素。你可以與擁有巫使的概念連結，或是召喚動物能量，也可以將靈獸、圖騰動物或力量動物融入魔法修煉。

薩滿信仰認為天地萬物皆有靈（spirit）或靈魂（soul），而動物尤其具有靈性。為了與動物之靈連結，薩滿在舉行儀式時，會身穿動物毛皮，配掛羽毛、獸角等，一邊手舞足蹈，一邊模仿動物的聲音與姿態，藉此召喚動物的屬靈，吸引動物能量。

許多文化都有力量動物、靈獸、動物指導靈的概念，不過多半受到北美印第安原住民文化影響。模仿動物姿態的瑜伽體式則發源於亞洲。此外，許多女神也有自己的代表動物，而且通常反映了祂們的特質或形象，例如狩獵女神黛安娜與獵犬、智慧女神米娜瓦（Minerva）與貓頭鷹等。不難想見，在特定文化下，這些與神靈搭

配的動物也通常是當地的原生動物。

　　如果你花點時間研究不同文化中的動物象徵，也許最後會對自己、對你的道途有新的體悟與認識。探索其他文化時，務必秉持謙卑、尊重的心。了解他者文化的目的不是為了挪用（不過文化誤用確實是一個大問題），而是去欣賞其他文化的野生動物，享受探索與學習的過程。

　　如果你想尋找自己的力量動物，我非常建議先去認識、探訪在地的野生動物與自然生態，以自身文化特有的動物為優先選擇。接下來介紹的動物主要來自歐洲文化。

認識你的力量動物

　　在薩滿信仰中，一個人能透過冥想或靈境追尋（vision quest）與自己的力量動物相遇。如果你想將巫使或力量動物召喚到身邊，冥想是一個很好的方法。找一個地方放鬆調息，讓心靈平靜下來。你可以觀想自己穿過一座森林，或是有動物棲息、景致優美的自然之地。將意圖專注在找到動物同伴上，看看你是否遇到任何動物。

動物象徵

　　以下介紹歷史上各種文化、傳說中常見的靈性動物，以及各自的象徵。你也許會在生活中看到這些動物，或是希望連結牠們的能量。如果你在大自然中撞見動物，或是對某些動物特別有感覺，也

許你能深入探索背後的訊息與涵義。思考動物想傳達的訊息，或分析自己為什麼與某種動物特別「投緣」時，別忘了善用內心的直覺。

鷹隼：看到鷹隼，可能表示在走下一步之前，你應該再深入評估某件事。也許會有意想不到的發現或體悟。

老鷹：老鷹能提醒我們要勇敢，努力飛得更高、更遠。也許未來需要做一些困難的抉擇，但你遠比自己想的還要強大。

渡鴉／烏鴉：看見烏鴉或渡鴉可能表示你已經準備好放下某件事，或是進入轉化的循環。烏鴉是力量與創造的象徵，提醒我們看見日常生活中的魔法。

貓頭鷹：表示你需要聆聽內心直覺和智慧的引導，也提醒你與最真的自我連結。

蜥蜴：可能表示你需要專注在目標上；提醒你記得自己的力量與特質。也許你忘記了自己的能力所及。

蛇：蛇是生命力與熱情的象徵。可能表示你需要聽從內心的渴望，努力追求理想，也可能代表你準備進入療癒、蛻變的階段，或是需要給自己療傷、重生的時間。

蜘蛛：蜘蛛是創造力和靈性綻放的象徵，鼓勵你感受內心的創意火花，盡情揮灑創意。

蜻蜓：蜻蜓象徵靈性覺醒之旅，也代表你正在往對的方向前進。有一次，我在一家飯店的大型宴會廳教瑜伽課，突然一隻蜻蜓不知道從哪裡冒出來，在天花板附近飛了幾分鐘，偶爾碰到水晶吊燈，產生風鈴般悅耳的聲音。所有學生都很驚喜！

蝴蝶：象徵蛻變的力量與成長。如果你經常看到蝴蝶，表示你

可能需要放下綁住自己的念頭或情緒。

狼：表示你可能要照顧你的「狼族」，也就是你身旁的人。也許你應該與家人和愛人相聚、聯絡感情，或是在遭遇挑戰時，放心接受他們的協助。

狐狸：狐狸代表你可能需要調整對某件事的看法，或是做事情的方式。狐狸也可以是放鬆一下的提醒，要你凡事看開一點。

貓：貓是靈感與心的象徵，與魔法有深厚淵源，也與芭絲特（Bastet，古埃及神話中的貓女神）、芙蕾雅等英勇又睿智的女神有關。喵星人也永遠是女巫的最佳搭檔！

神話、魔法與民間信仰

有些動物不只在自然界跑跳，也成了歐洲和北歐民間傳說的主角。以下介紹幾種常見動物，以及牠們的代表意象。跟之前的象徵物對照表一樣，每種動物能帶有多種象徵，每個人對背後涵義的解讀也可能不同。

神話中的渡鴉和烏鴉

在歐洲大陸數量眾多，因此是歐洲神話常見的鳥類。一身黑的渡鴉和烏鴉常被視為不祥之兆，在莎士比亞名劇《馬克白》裡，女巫和渡鴉都預示了死神的腳步將近⋯⋯

- 凱爾特神話中有一位女戰神，名叫摩瑞根（Morrigan）。祂能化身為烏鴉和渡鴉，以女神型態顯現時，身旁則會有一群烏鴉盤旋。看到這些鳥禽，表示女神摩瑞根就在附近。

- 在北歐神話中，眾神之王奧丁（Odin）的身旁有兩隻渡鴉，一隻叫做福金（Huginn，有「思想」之意），另一隻是霧尼（Muinnin，有「記憶」的意思）。據說每天晚上，牠們會從人類居住的中土世界（Midgard）飛返，跟奧丁報告所見所聞。

- 對古希臘人來說，烏鴉是預言之神阿波羅（Apollo）的象徵。鳥占（augury）是一種觀察鳥類飛行動態，用以占卜吉凶的方法。例如：烏鴉從東方或南方飛來，被視為一種吉兆。

民俗傳說中的兔子

在歐洲，兔子和野兔是生育、多產的象徵。一年當中，兔子多數時候都是夜行性動物，不過三月繁殖季來臨時，牠們會探出頭來，到田野間開心玩耍喔！

兔子魔法

- 很多人都聽過「兔腳護身符」（rabbit's foot），相傳只要帶在身上，就能招來好運。不過這個做法可能不太適合吃素者或動物愛好人士。我比較喜歡金屬或陶瓷做的兔子護身符，畫有兔子或野兔仰望月亮的款式特別美麗，也有助吸引兔子與野兔的豐盛能量。

- 如果你的花園裡有野生兔子棲居，不妨放一點生菜或胡蘿蔔作為祭物。

- 遇到危險時，兔子和野兔能很快鑽到地洞裡保護自己。你

可以收集一些兔毛放到巫瓶裡，作為防護魔法。

✦ 在某些文化中，兔子和野兔被視為冥界使者，因為牠們會在地洞裡鑽進又鑽出。如果你想透過冥想前往冥界遊歷，與祖先或本源連結，可以請兔子作你的引路靈獸。

民俗傳說中的狼

在人類的想像中，狼是力與美兼具的動物，也是充滿野性、自由奔放的靈魂。狼充滿魅力，讓人害怕卻又深深著迷。在北美和歐洲許多文化中，都能找到與狼有關的各種神話與傳說。

✦ 在蘇格蘭神話中，卡莉亞赫（Cailleach）是老婦女神，負責帶來冬天與黑夜。在神話中，祂通常身騎一匹狼，是野生世界的守護者。

✦ 對羅馬人來說，狼是古羅馬建城、帝國誕生的關鍵，重要性不在話下。這背後的故事要從一對雙胞胎兄弟說起：羅穆盧斯（Romulus）和瑞摩斯（Remus）是一對孤兒兄弟，後來被一隻母狼救起、哺餵養大，最後創建了新城。在某些文化中，狼仍然被視為王權、領導的象徵。我在英國西南部賽玫特（Somerset）所住的城鎮，就有一座兩兄弟和母狼的雕像，體積不大，但雕工精細，由一位義大利戰俘懷著對故鄉的愛鑄成。這座雕像居高臨下，位於 A36 號公路靠近韋爾斯（Wells）一段，俯瞰著公路上來來往往的車潮。

民俗傳說中的蜜蜂

許多文化都有關於蜜蜂的民俗故事。以下是幾個著名的傳說：

✦ 在古埃及，法老王以蜜蜂作為皇室的象徵。

- 阿芙蘿黛蒂女神廟的女祭司又稱為「melissae」，有蜜蜂的意思，阿芙蘿黛蒂本身則叫做「Melissa」，也就是蜂后。至今，在英國的格拉斯頓伯里和布里斯托（Bristol）等地，仍能看到 melissae 打點女神廟的一切。
- 在凱爾特神話中，蜜蜂是穿梭人間與靈界、充滿智慧的信使。
- 蜜蜂和蜂蜜在印度教文化中有重要地位，也出現在古老的《吠陀經》裡。蜂蜜被視為神明的食物，能夠驅逐邪靈，而且蘊含生命能量。
- 北歐古神話與傳說文學經典《埃達》（*Edda*）中也有提到蜜蜂和蜂蜜，通常與世界之樹（Yggdrasil）有關。
- 英國西南部的博斯卡斯爾（Boscastle）有一座巫術博物館，收藏有在道利什小鎮（Dawlish）挖掘出的一個古老護身符：一個裝有三隻大黃蜂的袋子。大黃蜂現在當然不是活的，不過相傳這個護身符能帶來健康與幸福。

動物瑜伽

自然界的萬事萬物都有值得人類學習的地方，而古印度瑜伽士也將自己對身旁世界的觀察，融入了瑜伽修行之道。我們也因此有了以動物、植物與自然元素發想的各種瑜伽體式。許多瑜伽姿勢更以動物命名，這座「瑜伽動物大觀園」裡包含：牛、駱駝、貓、狗、獅子、猴子、老鷹、孔雀、烏鴉、鶴、鴿子、眼鏡蛇、鱷魚、烏龜、蝗蟲、蠍子、螢火蟲和蚱蜢。在透過瑜伽修行，追求身心靈合一的旅程上，動物是我們絕佳的學習對象：強壯、靈活、柔軟、

天性靈敏、覺察力強等。動物瑜伽能幫助我們從忙碌的生活中暫停，找回與當下環境的連結。了解這些體式背後的神話，在做動物瑜伽時帶入一點神話與魔法色彩，能為練習增添幾分美好。

　　如果你想練習這些姿勢，建議參加瑜伽課程，在老師的引導下進行。如果想看這些姿勢的圖片，深入探索更多內容，可以前往 http://*sentiayoga.com/yogaforwitches* 網站。

眼鏡蛇式（Bhujangasana）

　　在印度教神話中，蛇具有崇高的地位。有些印度教傳說認為地球是一條蜷曲的蛇撐起來的，那條蛇名叫「阿難陀」（Ananta），意思是「無限」。談到瑜伽和蛇的關聯，你可能也想到前面章節談到的昆達里尼能量，這股生命能量也通常以蜷曲之蛇的形象，棲居於人體脊椎底部。蛇蛻皮的行為，賦予牠們重生、轉化及蛻變的意象。另外，蛇也象徵破壞的力量，因此備受尊敬。在眼鏡蛇式中體現蛇的能量，能幫助我們提升自我、朝靈性覺悟邁進一步。

　　在梵文裡，「Bhujanga」的意思是「巨蛇」。在眼鏡蛇式中，我們就像一隻巨蟒，挺起身軀、準備攻擊，展現強而有力的姿態。做眼鏡蛇式時，首先俯臥在墊子上，手掌貼地，位置在胸口兩側、肩膀下方，手指朝前。手肘往身體內收，手臂靠近肋骨。接著，雙手往地板下壓，慢慢抬起上半身，過程中運用核心的力量支撐自己。保持大腿緊貼地面。抬頭往上，視線看向天花板，感覺胸口打開。你可以用雙手作為輔助，但抬起身體的力量主要來自核心。手肘不要鎖死，肩膀保持放鬆。

牛式（Bitilasana）與貓式（Marjaryasana）

在印度教信仰中，牛是神聖的動物，也經常在神話故事裡出現。牛也被視為財富女神拉克希米（Lakshmi，又稱吉祥天女）的化身。另外，地球女神普理特維（Prithvi）也常以牛的形式現身。

貓在印度教故事中比較少見，但特別的是，兒童守護者沙什蒂女神（Shashthi）的坐騎是一隻貓，或常被描繪為貓臉人身的模樣。

要進入伸展與流動的「貓牛式」，首先採四足跪姿，背部呈水平。到起始位置後，從牛式開始，背部下凹，將頭與屁股抬起，接著進入貓式，背部拱起，伸展脊椎，同時低頭、收屁股。配合呼吸節奏，貓牛式能形成一個流動組合，創造與呼吸協調的肢體律動。

牛面式（Gomukhasana）

與牛面式有關的神話或起源故事中，我最喜歡的一個跟女神甘伽（Ganga）有關。相傳甘伽下降凡間時，降落在喜馬拉雅山上，形成了一條冰川。冰川的尖峰有著牛頭的外形，也是恆河之水的發源地。這個冰川的開口稱為「Gaumukh」，梵文的意思是「牛嘴」，完美結合了牛、水和女神作為生命之母的意象。甘伽後來也成為恆河的象徵。

牛面式從坐姿開始，膝蓋彎曲，腳掌貼地。接著左腳穿過右膝下方，放在右邊屁股外側的地方。右腳橫跨過左腳，將右膝疊在左膝上，右腳來到左邊屁股外側。你雙腳的形狀就代表牛，交疊的膝蓋是牛鼻，你的腳掌就是牛耳！兩邊屁股平均受力，不要歪斜。接下來，你可以做牛面背部伸展（一邊手肘朝向天空，另一邊朝向地板，雙手在背後交握），或單純保持這個姿勢坐著，做幾次深呼吸。

獅子式（Simhasana）

「simha」在梵文裡就是「獅子」的意思，這個體式模仿獅子的坐姿與臉部表情，能體現威風獅王的能量與嘹亮的吼叫聲。獅子式結合了體位與呼吸法，在動作中段會用嘴巴大力吐氣。這個姿勢對於釋放憤怒、輕鬆笑一下也很有幫助喔！（獅子式做到最後，臉上一定會有笑容，我敢跟你保證！）

獅子式從輕鬆盤腿坐開始，或是採跪姿坐在腳踝上，雙手放在膝蓋上。深吸一口氣，吐氣時，用力將你的獅爪（手指）張開，嘴巴張大、吐出舌頭，抬頭望向天空。吐氣時要大聲發出「哈」的聲音，使出你的獅吼功。吸氣時，臉部回到正常狀態，頸部、胸口、雙手都放鬆。盡情做出猙獰的表情，多吼幾次吧！

動物女神

許多女神都有代表動物，有些則是動物的守護神，有幾位女神**自己**就是動物的化身。

艾因加納（Eingana）：澳洲原住民神話中的創世古神。祂因為住在人類的夢境裡，又被稱為「夢時空之蛇」（Dreamtime Snake）。艾因加納是創造女神，以及地球眾生之母。這位蟒蛇女神也以類似的化身出現在古希臘和印度的神話中，象徵生命、能量、療癒，以及靈界之間的流動。

芭絲特：古埃及神話中的貓女神。祂掌管智慧、獨立與力量，並帶有平衡與保護的能量。優雅、獨立、俏皮又具有靈性的芭絲特，以一雙銳眼洞察世上的一切，努力維護正義與平等。芭絲特特別之處，在於祂同時是月亮與太陽女神，因此也代表了陰與陽，能

提醒我們要找到平衡。如果需要重新平衡能量，或是找回自己的力量，不妨尋求祂的指引。

卡瑪赫奴（Kamadhenu）：印度教中神聖的牛女神，不只是一頭神奇的「如意神牛」（cow of plenty），也是代表所有牛隻的「眾牛之母」，在印度教文化中象徵富足與豐盛。《吠陀經》裡有提到卡瑪赫奴，說祂有求必應，向祂許下的願望都能成真！牛也是非洲部落信仰中常見的聖獸，代表與生命、生命力有關的一切。

小結

狗狗睡醒伸懶腰時，不會去想自己的姿態是否優雅，只管用自己舒服的方式伸展；鳥兒在異性面前跳求偶舞時，不會擔心其他鳥怎麼想；獅子不會害怕自己不夠強壯，而是昂首闊步、勇敢迎戰。每一種動物都會依循天性，對想做的事情和自己的能力信心滿滿。所以，下次練習瑜伽、儀式或咒語時，想一想動物如何充分展現自己的力與美，如此自在灑脫，沒有一絲焦慮、自卑或猶豫。當你靜下心來，放下可能會混淆或妨礙直覺的念頭，就能在修行中找到更深厚的力量、更單純的美好。探索、連結你的動物指導靈，找到牠們在你生命中的象徵，並借助動物魔法的力量，讓你在地球的生活更順心自在。

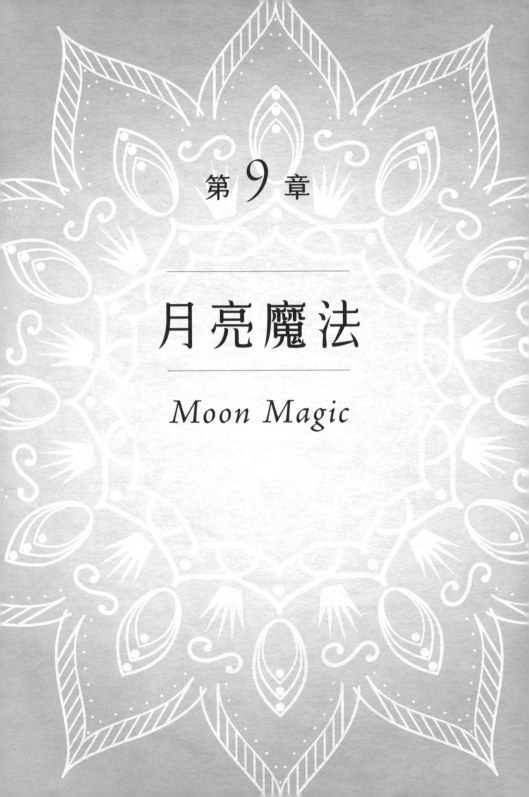

第 9 章

月亮魔法

Moon Magic

月亮是最靠近我們的天體，也是地球唯一的衛星。古時候，我們的祖先會仰望銀白色的月亮，試著找出陰晴圓缺的規律，藉著月相的改變記錄月分與四時的流轉。皎潔的月色，牽動多少人的心，激發多少情懷。月亮的韻律不斷變化，每年、四季、每週、每天各有不同，這些循環都有特殊的魔法力量，我們能加以連結，深化自己的靈性修行。

女巫的月亮魔法

對女巫來說，月亮有多種象徵：女神、神聖女性、女性力量、能量的循環等。你也許聽過「迎接月亮」（draw down the moon，又譯為「拉下月亮」）的儀式，這是許多異教與女巫傳統中，用來召喚月亮女神、獲得女神力量的重要儀式。善用不同月相的能量，能幫助我們與自身力量連結，創造許多美妙的咒語和儀式。

許多女巫會跟著月亮漸盈、漸缺的循環修煉，運用不同週期的特殊能量。如果你想連結月亮的神聖力量，不妨多了解一些月亮相關的知識，善用月相來強化魔法儀式。以下是根據不同月相的巫術修煉建議，你可以參考看看。

月相

現在有很多免費、好用的應用程式能告訴你此時的月相，不少市售日記本和月曆也有提供當天月相的資訊。雖然月相不斷改變，但每天的變化其實非常細微，人類的肉眼也許要三天才能看出明顯變化。月亮的週期大約是二十九天，和陽曆的月分天數並不對應，因此有時候一個月裡會出現兩次滿月喔！

主要月相包含：新月、眉月、上弦月、盈凸月、滿月、虧凸月、下弦月、殘月，以及香脂月（Balsamic Moon）。每個月相都有其適合操作的魔法，但聆聽自己的直覺、順應內心的節奏，永遠不會錯。

迎接月亮儀式

迎接月亮儀式的作法很多，根據你的需求和派系，操作方式也可能不同。以下的儀式是簡易版，你可以站在祭壇前，或是在滿月時到戶外進行。

呼喚月亮女神：

神聖的月亮女神。

請借給我指引的聖光，

為我今晚的儀式注入力量。

雙臂向天空高舉，迎接女神／月亮：

我是女神。我是地、是空、是乙太、是水，也是火。

我是石、是風、是海、是魔法，也是柴火。

你永遠都能召喚我前來。

願你在自己身上找到我的美麗、力量和智慧。

花幾分鐘吸收滿月的月光能量。之後，你可以施展滿月咒語（例如帶來成長的咒語）、抽神諭卡牌，或簡單進行冥想。

新月

夜空在新月時最為漆黑。在每個週期中，當月亮變「瘦」之後，大約有三天的時間只能看到一彎細細的月亮。新月象徵新的開始、全新的旅程，很適合為下一個新循環許下願望、設定意圖，並思考自己想達成的目標。你希望接下來這個月發生什麼事？你是否在工作上不開心很久，終於準備好放下一切，擁抱內心真正的渴望？新月高掛之時，是開創新局、放下過去的時刻。在這個反思自省、休養生息的階段，非常適合做點睡眠瑜伽、冥想和日誌書寫。

襯托新月的深色夜空，為休息與沉澱創造了最佳氛圍。你也許沒有練習魔法或瑜伽的動力，這並沒有關係。趁著新月，讓自己好好休息，觀照內心，療癒內在。不過，在探索問題、情緒，或是需要時間消化的煩惱時，冥想和反思是很好的工具。種下意圖的種子，看它們隨著新的月分到來，在漸亮的月光下發芽茁壯。

運用新月能量的月亮魔法練習包含：

✦ 清理與淨化身心（見下方新月沐浴儀式）。

✦ 與促進內心和諧、平靜有關的簡單魔法，例如喝洋甘菊茶。

✦ 正念練習與冥想。

✦ 與自我對話，肯定自己的人生與靈性成長目標。你可以透過寫日誌、自由書寫、繪畫、做拼貼等呈現目標，任何能幫助你聆聽內在自我的方法都很好。

✦ 拿起紙筆，寫下你希望在新的月亮週期放下的事，接著把紙丟到凱莉德溫的大釜裡。你可以簡單把紙揉成團，丟到鍋子裡。如果你有大釜，也可以把紙團丟到裡面燒掉（注意安全！）。

新月沐浴儀式

我喜歡在日常生活中融入一點魔法、一些儀式。有些咒語繁複又冗長，但誰說一定要如此？咒語也可以以在新月夜泡個舒緩身心的熱水澡表現，簡單卻不失美好。

我特別喜歡在泡澡時製造一點魔法。反正浴室裡有這麼一個「超級大釜」，不用多可惜！為自己放一缸熱水，加入一點淨化沐浴鹽，例如鎂鹽（又稱瀉鹽）或是喜馬拉雅山玫瑰鹽。放一些乾燥洋甘菊或西番蓮到浴缸裡，提升舒緩、鎮靜的效果，也可以放幾片玫瑰花瓣，有助化解憤怒、帶來愛的能量。你可以在網路上買大包裝的乾燥花，分裝在小棉布袋裡，再放入水中，或是就讓它們浮在浴缸裡。

想要的話，你可以點燃蠟燭，創造簡單的蠟燭魔法，白色蠟燭有助淨化、藍色則有助沉思。放鬆泡澡時，不妨觀想過去的負能量都從身體排出，那些傷心事、壞習慣、悔恨與憤怒，任何你想釋放的情緒都排掉了。有需要的話，也可以把這些東西寫下來，在寫的過程中，專注在自己當下的能量與感受。你可以寫「我放下了自我懷疑」或是「我不再討厭我的身體了」之類的句子。當你最後踏出浴缸，這些東西都會跟著泡澡水流掉（你可以把寫的紙條燒掉，或帶著意圖丟掉）。

月盈週期

隨著新月漸盈，月亮也越發明亮。從新月到滿月大約需要14天，中間還會經過眉月、上弦月以及盈凸月。在這個階段，我們可能會覺得比較活潑外向、能量比較集中旺盛，因此是採取行動的好時機。你可以在這個週期施展顯化魔法，吸引正向能量與意圖。月盈時期是意圖儀式的「第二階段」，在這段期間，你會採取行動，朝自己在新月時設定的目標努力。此時適合的練習包含：

+ 吸引豐盛或財富的咒語。
+ 擁有新工作或新家的觀想練習。
+ 顯化儀式。
+ 製作願景板。

眉月：這是開始探索夢想的時刻，適合好好規劃人生、思考如何走出自己的路。

上弦月：上弦月是新月與滿月的中間點。和春秋分一樣，弦月象徵著步入新階段，適合積極展開行動與準備。

盈凸月：前往滿月的旅程持續進行，繼續加把勁、維持滿滿的鬥志。隨著月亮漸明、形狀漸圓，你的努力也即將開花結果。

滿月

滿月是蘊含強大力量的月相。雖然月亮通常代表柔和的能量，但此刻它完全反射了太陽光，造就出一股更高張、活躍的能量。滿月的引力會造成大潮，也可能讓我們的情緒感受更強烈。你也許會感覺更正向、更充滿希望，或是更憤怒、更沮喪，全視當下的心情

而定。在滿月之時，如果你感覺到強烈的情緒翻湧，別忘了可能是月相的影響。

滿月是成長與感謝的時刻，我們能藉著這個機會，對自己擁有的一切表達感謝。圓月的亮光能照亮我們生活的各個角落。如果我們的計畫開花結果，滿月之光便能帶來喜悅；如果月光照出了關係或事情的瑕疵、不足，我們也許會感到難受。有時，在滿月的照耀下，我會感覺腦袋一片空白，只能呆在原地發愣。因此，如果滿月時你什麼也不想做，完全沒有關係。不過，如果你想借助滿月的強大能量來施展咒語，投入個人與靈性成長有關的儀式，是很不錯的選擇。滿月時適合的修煉包含：

✦ 與強化意圖、提升覺知有關的咒語。

✦ 幫助自己與女神連結的儀式，例如「迎接月亮儀式」。

✦ 任何有助培養技能的魔法。「技能」的範圍很廣，可以是閱讀，或是練習解讀塔羅牌、靈擺（pendulum，透過附在繩子上的重物擺盪進行占卜）或靈視占卜（scrying，透過靈視力，使用能反射的平面進行占卜）等。

✦ 月光浴：在戶外找一個安全的地方，或是在窗邊，吸收月光的精華。（女巫通常會在滿月時，在月光照耀下清潔水晶球或珠寶。）

占卜

占卜是預知未來、揭開祕辛的學問與藝術。數百年來，人類不斷尋找能預測未來、探問吉凶禍福的方法，

因此占卜和魔法一樣，以不同形式存在各種文化中，有些更流傳至今。解讀預兆、與其他世界溝通的方法不少，包含（但不限於）：靈擺占卜、靈視占卜、解讀塔羅牌、茶葉渣和水晶球等。以月相為媒介進行的占卜稱為「月占術」（selenomancy），名稱源自古希臘的月亮女神塞勒涅（Selene）。

我有個朋友曾經遇過「蘆筍占卜師」，專門用蘆筍幫人算命！

有些宗教組織和教派出於無知、猜忌，將占卜等神祕研究塑造為邪惡、害人的工具，造成大眾對這些事物的無端害怕，巫術也深受其害。很多人了解命運是無法確切預知的，但希望透過占卜儀式，帶給自己希望、力量與靈感。

月虧週期

滿月之後，月相開始虧缺，即將重回新月，亮度也逐漸變暗。這個階段適合施作清理、除舊的魔法，將不想再執著的事物全部丟掉、釋放，好讓自己在下次新月時，能有全新的開始。月相漸缺，是放慢步調、反思內省的時刻。你正在養精蓄銳，準備在新月又現時設定意圖，把握下一次的月盈週期積極行動。這個週期適合的練習包含：

✦ 與負面的人或關係斬斷連結的儀式。
✦ 釋放壞習慣或負能量的儀式。

✦ 冥想，用以釋放對自己沒有幫助的事物。

✦ 與減少負面事物有關的魔法（例如減少恐懼、減少疾病等）。

虧凸月：釋放與重整。反思自己在這段旅程上的心得，並坦然接受一切。

下弦月：再次往平衡前進，也許這是放下的好時機。

殘月：思考接下來想採取的步驟。檢視內心，從過往錯誤中學習。

香脂月：在新月的前幾天，月亮只剩一彎細細的銀鉤，幾乎快要看不見。這時的月相稱為「香脂月」（又稱「消散月相」）。在這之後，月亮就會從夜空中消失無蹤。

隨著你完成一個月的月亮循環，準備放鬆下來，香脂月提醒你放下讓人心力交瘁的事、「有毒」的人際關係，與自己不再需要的一切，好好做個斷捨離。

月亮咒語

創造咒語或布置祭壇時，不妨使用與月亮有關的象徵物。舉例來說，如果你想施展蠟燭咒語，知道與月亮相關的顏色會很有幫助。如果要用精油塗抹蠟燭，或是點燃線香，也可以使用相關的香草。

✦ 顏色：銀、藍、黑、白、紫。

✦ 精油：茉莉、絲柏、快樂鼠尾草、迷迭香、薰衣草。

✦ 動物：狼、貓頭鷹、蝙蝠、兔子、蛾。

✦ 香草與植物：茉莉、月光花、月亮蕨（又稱陰地蕨）、鼠尾草、絲柏、薰衣草（尤其是白薰衣草）。

月亮儀式：女巫的滿月慶典

月亮儀式（Esbat）是慶祝每年十三次滿月的神聖聚會。「Esbat」能用來指任何讚頌女神的月亮能量的儀式。當滿月之光照亮夜空，女巫會聚集起來，頌揚女神的陰性力量。許多女巫集會也會在滿月時聚會，共同施作儀式、修煉魔法。

不是所有女巫都會慶祝滿月到來。有些女巫、集會選擇在新月時相聚，慶祝月亮循環的開始。我自己會在新月時到格拉斯頓伯里，在凱莉德溫女神廟的女祭司帶領下，參加新月儀式。

瑜伽士的月亮魔法

在瑜伽裡，月亮也是經常出現的元素，從體式名稱（如半月式和新月式）、修行時的月相，到瑜伽哲學思維，都能發現月亮的蹤影。舉例來說，如果教瑜伽課的那天適逢新月或滿月，我都會特別告訴學員，作為當天瑜伽練習的引導或能量主題，例如：新月時適合反思、滿月時適合感恩。

月亮對瑜伽有什麼重要性？又如何幫助你精進瑜伽修行、深化與大地的連結？這一切都要從名字談起……

「哈達瑜伽」（Hatha Yoga）指的是結合體位法（身體姿勢）和呼吸法（生命能量）的修煉。今日西方世界奉行的瑜伽形式，大都能

歸類為哈達瑜伽。

與帕坦伽利的八肢體系相比，《哈達瑜伽經》等經典所描述的哈達瑜伽，更重視身體的鍛鍊與運用。在梵文裡，「ha」是一個種子音，象徵太陽活躍旺盛的陽性能量，「tha」則代表月亮善感陰柔的陰性力量。當兩個種子音互相結合，我們內在的陰陽能量也彼此調和、達到平衡。梵文「hatha」一詞有「能量」或「力量」的意思，因此「哈達」即是透過潛心修煉，讓體內的二元力量達到平衡。

根據帕坦伽利的《瑜伽經》，宇宙由陽性（purusha）與陰性（prakriti）兩種能量組成。不同瑜伽流派也以其他神明或能量區別兩者，例如在譚崔瑜珈（Tantra Yoga）裡，陰陽兩種能量分別稱為「Shiva」（濕婆）和「Shakti」（夏克提）。由此可見，各家學說都存在互相作用的二元力量，例如陰與陽、男與女、神聖男性與神聖女性、太陽與月亮等。太陽是陽性能量，活躍而充滿力量，月亮則是陰性能量，平靜而接地。練習瑜伽，便是在調和陰陽兩股能量。哈達瑜伽課程通常會從拜日式等活化能量的體式開始，接著轉換為舒緩的動作，最後以冥想與放鬆收尾。

印度教的教師節：敬師節（Guru Purnima）

在印度陰曆稱為「Ashad」的月分（七月到八月），滿月的那一天也是「敬師節」（在梵文裡，「purnima」是滿月的意思），用以頌揚靈性導師與所有傳道授業的教師，感謝他們無私分享智慧與知識。敬師節是印度教與佛教的傳統節慶，在這一天，大家會對老師和導師致

意，感謝他們幫助自己在人生和靈性成長的路上前進。

在某些宗教中，上師（guru）被視為個人與神性之間的媒介。許多印度教徒會在敬師節這天，向偉大的上師致敬，一起做團體反思，稱為「共修」（satsang）。

我會鼓勵瑜伽學生在敬師節這天，與帶給自己啟發與學習的人再次連結。你的上師也許是祖先、家人、朋友，或是曾經讓你獲得感悟、智慧的人。你也可能從蟲魚鳥獸、花木中得到啟發，因此你的上師也可能存在自然界。無論是敬師節當天，或任何滿月的時刻，都是對老師致意、表達感謝的好時刻。

瑜伽士的新月與滿月

許多瑜伽士認為月相對自己的身體與能量有直接影響。月亮能影響我們練習瑜伽的方式，或想練習的瑜伽種類。也因為月相，我們有時根本完全不想練習。在某些瑜伽傳統中，滿月和新月也確實是瑜伽的休息日。長期做瑜伽，能幫助我們與大自然的循環同調，你也能決定是否要依照月亮週期練習瑜伽。

太陽和月亮都對地球有影響。過去也有人將新月和滿月時的不同能量，比擬為人體呼吸與能量的起伏。這種概念在瑜伽裡分別稱為「生命能量」（prana，又稱命根氣）和「下行氣」（apana），生命能量掌管空氣的吸入，下行氣則主導排出。滿月就如同氣吸到最滿、最飽的時候，體內累積的能量也達到高峰。你可以在吸飽氣後閉住

氣，實際感受一下。在滿月期間，我們通常比較有活力，也比較可能採取行動。在新月時期，我們會放鬆，就像吐氣時，釋放出下行氣。試著長長地吐氣，過程中感受肺部空氣排出、肌肉放鬆，能量隨著吐氣自然排出，身體回歸靜止。在新月時，我們的能量趨於平緩，有助內觀靜思。許多瑜伽士會把握新月時刻，以和緩、放鬆的步調修煉陰瑜伽和修復瑜伽。滿月則是積極行動、充滿能量的時刻，適合練習哈達瑜伽或流動瑜伽（Vinyasa yoga）等能量瑜伽，擁抱內在的陽性能量。

拜月式（Moon Salutation）

拜月式（梵文：Chandra Namaskara）由一連串流暢的瑜伽體式組成，意在對月亮表達崇敬。在梵文裡，「chandra」的意思是「月亮」，「namaskara」則有「禮敬、崇拜」之意，這個字來自「namas」，意思是「鞠躬」（我們在瑜伽課結束時常說的「namaste」，也是來自這個字根）。拜月式是一套舒緩、有助冥想的動作序列，很適合在傍晚時練習。這些動作也能搭配拜日式一起練習，藉此平衡陰與陽的動態能量，將太陽與月亮擁入懷中。

拜月式的動作順序有很多版本，不過通常會從墊子的一邊開始，結束後再換另一邊。這些左右輪流的伸展與動作，代表了月圓、月缺的週期。

拜月式和許多瑜伽體位法一樣，都是新近發展的體式，不過崇拜月亮卻是很古老的傳統。當代的巫術技法與儀式也許已經改變，今日的瑜伽修行也不同於以往，但全都源自對自然現象、對蒼穹天體的崇敬之心。多少瑜伽和女巫曾仰望夜空，在凝視月亮之時，湧

現魔法般的奇妙感受。與月亮能量連結，能為你照亮一條自在、喜樂的人生坦途，讓你在最漆黑的夜晚，找到自己的方向。

拜月式序列

做拜月式時，可以提醒自己：從墊子一側轉換到另一側的過程，就像月亮在夜空中運行的軌跡。

1. 展臂山式（Upward Salute）：雙手合十，高舉過頭。
2. 新月式（Crescent Moon Pose）：上半身往左邊傾斜、伸展。
3. 女神式：採寬站姿、身體下蹲，雙臂像仙人掌往兩側打開，掌心朝前。這個姿勢很像毛利人哈卡舞（Haka）的力量姿勢！
4. 三角式（Triangle Pose）：往左傾斜伸展，右臂舉起伸直。
5. 金字塔式（Pyramid Pose）：上半身往左腿前彎。
6. 往左做側弓步式。
7. 轉向側弓步式：身體朝前，右腳伸直。
8. 轉換為合掌蹲姿，也就是花環式（Malasana）。
9. 轉向側弓步式：身體朝前，左腳伸直。
10. 往右做側弓步式。
11. 金字塔式：右腳在前，額頭輕觸右膝。
12. 三角式：往右傾斜伸展，左臂舉起伸直。
13. 女神式。
14. 新月式：往右邊傾斜、伸展。.
15. 回到展臂山式，雙手合十，高舉過頭。

如果想了解更多關於拜月式的練習，觀賞拜日式、拜月式與拜地式的教學影片，可以前往 *sentiayoga* 的資源網頁。

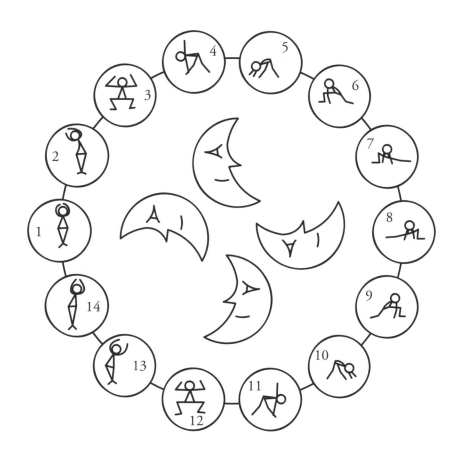

月亮女神

　　女神能量對於深化女巫和瑜伽士的修行都很有幫助。許多月亮女神，例如赫卡忒和凱莉德溫，也和魔法、女性天生的直覺有關。運用月亮的陰性力量，就是頌揚自己的善感特質，而不是把它視為

缺點。女神會提著散發柔和月光的明燈，引導我們穿越黑夜。

阿莉安赫德（Arianrhod）：凱爾特神話中的月亮與星辰女神，在天界與人間都扮演重要角色。在天上，「Caer Arianrhod」是一個星座的名稱，意指靈魂安息的居所，又稱為北冕座（Corona Borealis）。在地球上，「Caer Arianrhod」則指威爾斯北方外海的礁岩群。阿莉安赫德的名字意思是「銀輪」，象徵年度之輪、命運與宿命，以及不停轉動、織出人生境遇的紡車之輪。

希娜：夏威夷神話中的月亮女神。希娜原本是個凡人女子，但地球的噪音和壓力讓祂實在受不了，索性遷居到月亮上，換來耳根清靜與安寧（大家應該都想這麼做！）。安居於月亮的希娜，會庇佑水手，引導船員平安渡海。你也許沒辦法跑到月球隱居，但是今天不妨找一個沉澱心靈的空間，就算只有五分鐘也好。無論是上瑜伽課、在安靜的地方冥想，或是在舒服的椅子上喝一杯熱茶，你都可以連結女神希娜的能量，同時好好放鬆、善待自己，之後才有力量幫助需要的人。

小結

無論月相如何，觀賞夜空中的月亮，能提醒我們停下腳步，為自己創造一個靜謐的空間，觀照內心、與自我對話。用心感受月亮、思考月亮，就是頌揚我們自身體現的週期，禮讚我們身處的自然循環。當你抬頭望月，也別忘了聆聽內心的直覺。

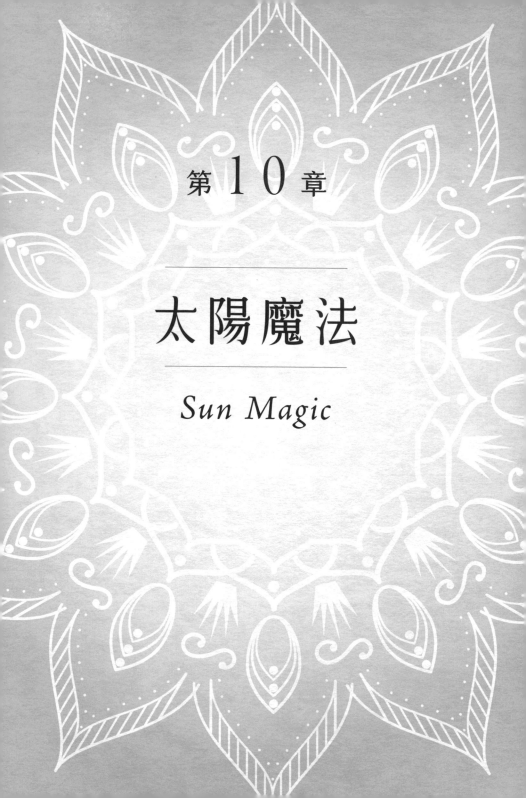

第 10 章

太陽魔法

Sun Magic

在前一個章節，我們探索了月亮的多種風情，以及月亮在巫術和瑜伽裡的豐富意象。太陽的象徵在巫術裡比較少見，也許因為太陽主要代表陽性能量，而月亮的陰柔之美，比較能與魔法所體現的靈感、直覺相呼應。不過，太陽的能量和週期，也具有強大、耀眼的能量，能對修煉有所幫助。之後我們也會發現，太陽也可以是神聖女性的象徵。和月亮週期一樣，我們也能用類似的方式與太陽週期調和，善用日出、日中與日落的能量：日出是迎接新開始、啟發與愛的好時機，而日落之時則適合舒緩、釋放。

太陽的每日循環

日出

太陽升起之時，我們也剛好起床，因此這時很適合做點儀式，用魔法開啟新的一天。早晨的陽光從東邊來，所以你能以東方作為焦點，連結太陽與地球的能量。當你梳洗完畢、準備出門，不妨想像太陽的光芒趕走了所有負能量，用美麗的心情展開新的一天。

日中

正午時分，太陽在天空的位置來到最高點，能量也最熾熱。你可以運用太陽強盛的力量，幫助自己果斷做決定，或是驅散負面念頭。如果你需要指引或靈感，可以趁著太陽最高的時刻，運用日中之光施展咒語、提出新想法、規劃新的專案等。

日落

日落是很特別的時刻，天色漸暗，夕陽用繽紛的色彩渲染了整片天空。黃昏是代表寧靜、平和的時刻。日落的特別之處，在於它

是一個分野，劃分了白晝與黑夜，隔開了兩個世界。許多女巫也認為這是施展魔法的黃金時刻。如果你覺得需要轉換心情、有新的開始，或放下某個事物，日落時分是進行儀式的最佳時機。這個時間很適合與靈性導師或祖先溝通，請求他們給予指引或智慧。

女巫的太陽魔法

✦ 泡點檸檬茶。一片片檸檬，就像太陽的一抹抹金光！對廚房女巫來說，檸檬代表了太陽、淨化、幸福、希望與愛。泡好檸檬茶後，你可以把茶喝掉，或是倒在樹的根部附近，然後許願。你也可以在祭壇上放幾片檸檬乾、柳橙乾等，作為祭物。

✦ 設置太陽祭壇。選一個日照充足的地方，例如窗台邊。將象徵火與日元素的小物放在祭壇上，例如線香、金幣、黃色蠟燭、火瑪瑙、紅玉髓與琥珀等。你也可以將這些元素排成曼陀羅或太陽的形狀。

✦ 栽種植物和花草。無論你選擇種在花圃、陽台或是窗邊，在暖陽的照射下照顧花草，是與太陽能量連結的好方法。喚醒你內在綠女巫的能量，用心、用愛栽培植物，讓它們健康長大吧！

✦ 製作太陽瓶（sun jar）：在容器裡（最好是玻璃瓶）裝滿水，放在採光明亮的地方，吸收太陽精華。你可以在瓶裡加入其他太陽的象徵物，例如一塊紅玉髓、一滴檸檬精油、檸檬片、幾片向日葵或萬壽菊花瓣等。你可以將瓶子放在祭壇上，作為太陽的象徵物，或是在下次泡澡時加入浴缸中，為自己補充金黃色的太陽能量！

太陽咒語

　　創造太陽咒語或設置祭壇時，搭配太陽的象徵物有助強化能量。舉例來說，如果你想使用蠟燭咒語，選擇太陽的相關顏色會很有幫助。如果要為蠟燭塗抹精油，或是點燃線香，不妨使用與太陽有關的香草。

+ 顏色：金、橘、琥珀、黃、紅。
+ 精油：甜橙、肉桂、乳香、檸檬、丁香。
+ 動物：獅子與鷹隼。
+ 香草與植物：向日葵、萬壽菊、蒲公英、橘子、檸檬、番紅花、毛茛、雛菊、丁香、肉桂。

能量魔法

　　太陽兼具滋養和療癒的特性。如果你覺得疲累，太陽能為你補給能量，讓你容光煥發、一整天充滿元氣。

　　出去走走吧！沐浴在陽光下，感受陽光照在身上的溫暖。感覺太陽的能量從頭頂開始漫流而下，灑落在你的肩膀、經過脊椎，流向雙手與雙腳，蔓延到你的指尖與腳趾頭。觀想自己從內而外，閃爍著金黃色的光芒。充滿太陽之火的你，散發奪目的光彩，這些光在你身旁形成了一個金色的盾牌。這個盾牌能保護你，也能給你滿滿的能量。在戶外做這個儀式真的很棒，但如果沒辦法，在窗前找一個有光照的角落也很好。心情鬱悶時，你可以點燃蠟燭，或是泡一杯熱飲。也許召喚四方，或呼求太陽女神、太陽神的幫助。閉

上雙眼，將意念專注在太陽上，觀想太陽的溫暖與光芒。想像金黃色的光像一雙手，輕柔地擁你入懷。你也許會感覺一股溫暖、一點亮光，甚至可能接收到智慧之語或支持。當你踏出暖陽的擁抱，請告訴自己：你已經獲得了需要的一切。即使你回到屋內，或走到樹蔭下，太陽的能量都已與你同在，持續療癒你的身體，為你帶來力量與溫暖。

瑜伽士的太陽魔法

　　光是意識與光明的象徵，而太陽自古至今都受到瑜伽士崇敬。對印度教徒來說，太陽（梵文稱為「surya」）不只是化育眾生的造物主，也是宇宙的物理與靈性中心。瑜伽士會透過許多方法禮讚太陽，其中一種是做拜日式（Surya Namaskara）的動作序列。藉由歌頌太陽之美，我們也與內在之火連結。拜日式能引導我們感受光明與活力，是非常適合早晨的瑜伽練習。

　　拜日式的起源眾說紛紜（每一個瑜伽體式其實都是這樣！），不過這類禮拜儀式最早記載於約西元前 1500 年的《梨俱吠陀》（*Rig Veda*，印度最古老的詩歌典籍）。在黎明與黃昏時進行的儀式，主要是讓整個身體與地面貼合，之後再次起身。雖然過往的拜日儀式不復存在，我們今天所練習的拜日式，依然呼應了儀式所體現的釋放、連結與臣服。

　　我相信古代的瑜伽士一定有禮讚太陽的習俗，而隨著時代演變，拜日式的各種版本也相繼出現。無論如何，對我來說永遠不變的，是我做瑜伽的習慣：以山式（Tadasana）開始、以山式結束，雙手合十放在胸前，在這個時刻停頓下來，與呼吸重新連結。我常跟

學生說：「感覺與動作和呼吸合一，比把動作『做對』更重要。」放下把動作「做對」的執著，試著在序列裡找到你的節奏、韻律吧！

　　動作與動作之間的轉移，能與吸氣、吐氣互相搭配。盡量用鼻子做深長、平穩的呼吸，讓自己有更多時間，在姿勢之間從容轉換。熟悉序列動作之後，你可以開始將思緒徹底淨空，單純跟著身體和呼吸流動——幾乎像共舞一樣——展現對太陽的問候！每個體式都帶著覺知、不疾不徐地做，也別忘了姿勢轉換之間的流動，也和動作本身一樣重要。

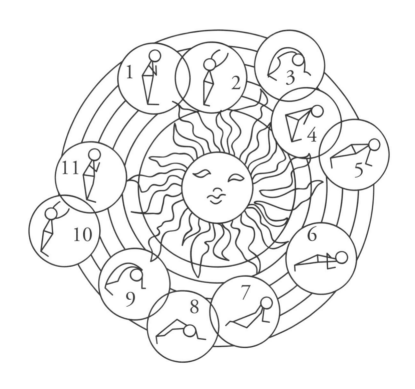

拜日式序列

1. 山式：雙手合十，放在胸前。

2. 展臂山式。

3. 站姿前彎。

4. 上身抬起，伸展脊椎，進入「平背」(flat back)姿勢。

5. 兩腳往後踩（右腳先），轉換為……

6. 高平板式（High Plank Pose）。

7. 低平板式（Low Plank Pose）。

8. 眼鏡蛇式。

9. 下犬式。

10. 雙腳往前踩（右腳先），轉換為……

11. 站姿前彎。

12. 展臂山式。

13. 山式：雙手合十，放在胸前。

14. 重複序列，這次以左腳開始。

　　有機會的話，可以到戶外面朝東方，對著升起的太陽做拜日式，作為一個美麗又特別的儀式。不過對很多人來說，這幾乎是不可能的事！你也可以在下一次春／秋分／夏／冬至時，做幾回拜日式，標誌晝夜光影的轉變。在某些瑜伽流派中，每逢春分、夏至、秋分、冬至，都有做一百零八次拜日式的傳統喔！

　　如果你想打造一個簡單又舒心的晨間儀式，可以做幾回合的拜日式，加上五分鐘的靜坐冥想。有意願的話，也可以在這之後花點時間反思、書寫，接著展開新的一天。（日誌書寫相關內容請見第6章）

如果想看拜日式的教學影片，可以前往 *sentiayoga* 的資源網頁。

108拜日式的瑜伽儀式

在古印度吠陀時期，許多知名數學家認為數字108象徵圓滿與生命的完整。自古以來，進行一百零八次拜日式是四季變換（冬至與夏至、春分與秋分）時才會進行的儀式。

許多瑜伽士喜歡用一百零八次拜日式迎接新的一年，或慶祝其他重要的人生里程碑。過程中身體累積的熱，不只讓人通體舒暢，也有淨化排毒的效果。為身體加溫、活化生命能量 prana，能夠促進釋放，排除對自己沒有幫助的能量和情緒。在這個神聖的瑜伽儀式中，我們學習對過程臣服、找到自己的流動節奏、肯定任何升起的情緒，接著安然放下。

太陽女神

許多與太陽有關的神都是男性，因為傳統上月亮的力量常以神聖女性代表，太陽的能量則以神聖男性代表。不過，太陽也可以化為陰柔的女性力量，世界上也有不少厲害的太陽女神，用萬丈光芒照亮整片天空……

蘇利斯（Sulis）：凱爾特神話中的太陽與水之女神。我所住的英國巴斯（Bath），在古羅馬時期稱為「Aquae Sulis」（意為「蘇利斯之水」），我因此與這位女神感覺特別親近。羅馬人入侵英格蘭時，

也將自己的神明與信仰傳入了西南部的賽玫特，影響了當地的主要族群凱爾特人，以及他們的異教信仰。羅馬人將自家女神米娜瓦與同樣掌管智慧的異教女神結合，為巴斯城創造了全新的女神：蘇利斯‧米娜瓦（Sulis Minerva）。不過，蘇利斯也有其獨特之處，「蘇利斯」的意思是視野或太陽；在瑜伽課上，我經常將祂的能量與第三眼脈輪連結，也就是我們內在直覺的中心。蘇利斯能引導我們將事情看得更透澈，照亮我們的道途。也是水之女神的祂，能祝福任何與水或療癒有關的祭典或儀式。水被視為女性元素，也和情緒療癒有關。

天照大神（Amaterasu）：日本神話中的太陽女神。祂的名字有「在天堂閃耀」之意，日本國旗上東升的紅太陽，就是祂的象徵。根據傳說，天照大神負責維持人間的平衡與和諧。因此當你覺得失衡，不妨花點時間接地、吸收太陽光，來連結天照大神的能量，也可以到庭院走走、出外散步，或是沐浴在陽光下。

安亞：凱爾特神話中的太陽女神。這位愛爾蘭文化中的女神代表了生命的火花，也是象徵療癒、愛、生育與豐盛的女神。在傳說中，安亞通常以仙女皇后或女神之姿顯現，讓人想起仲夏的熱忱、愛與喜悅的力量，能幫助我們在黑暗中找到光明。

賽克邁特（Sehkmet）：埃及神話中的女戰神，外形為母獅或獅首人身，也是凶猛的獵手。祂同時代表了陽光的強大與破壞力，能造成乾旱與饑荒。賽克邁特象徵太陽無邊的力量；在修煉時呼求女神賽克邁特的協助，能提醒我們記起自己的內在力量、喚醒心中堅強的母獅，引導我們克服內心恐懼，勇敢綻放力量。

布莉姬：凱爾特神話中的火焰女神。布莉姬在民間信仰中歷

史悠久，如今不只是女神，也被封為聖人。祂在世界各地並有無數化身、擁有不同名字：布莉姬特（Brigit）、布萊德（Bride）、布莉吉（Bridghe）、聖布莉姬（Saint Brigid）和布里甘緹亞（Brigantia）等。身為太陽女神，祂與光和火的元素有關，包含健康、火爐與家庭等。另外，二月一日是屬於布莉姬的聖燭節（Imbolc），你可以在這天召喚布莉姬的火焰能量，幫助自己尋找靈感火花，或是重新點燃沉寂已久的夢想之火。許多即將成為布莉姬神廟的準女祭司（我也是其中一個！），在培訓過程中，會學習到身為三相女神的祂，能量橫跨了年度之輪的不同季節：從初春聖燭節的少女，到薩溫節（Samhain，每年十月底）的母親、耶魯節（Yule，每年十二月下旬）的老婦。與布莉姬相關的動物包含：天鵝、蛇、牛、狼，幻獸類則有獨角獸、海豹精靈（selkie）、鳳凰和龍。

小結

太陽是活躍、旺盛的陽性能量，與月亮舒緩、柔和的陰性能量交相輝映。跟很多事情一樣，找到平衡非常重要。需要時，好好放鬆休息、與自我對話，但有些時候，你也必須鼓起勇氣，點燃內在之火、高舉鬥志的火炬，集結內在火焰女神、魔法和太陽的力量，闖出自己的一片天！

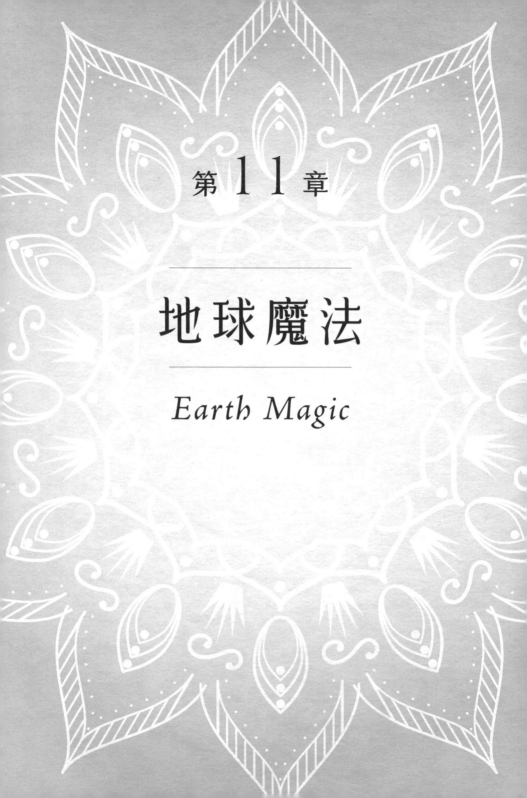

第 11 章

地球魔法

Earth Magic

我們很容易著迷於遠在天邊的事物，例如太陽、月亮與星辰……卻忘了近在眼前、腳底下的大地。長時間活在人造的水泥叢林裡，讓我們與地球母親變得疏離，內心變得麻痺，忘了怎麼順著內心直覺、活出本心。因此，與地球魔法連結最簡單、最快速的方法，就是踏出家門、走到大自然裡！

走到戶外、腳踩大地時，你可以做一些簡單的正念練習。停下腳步，用心感受，覺察你看到、聽見、嗅聞與觸摸到的一切。儀式能用來彰顯特殊時刻的重要性，這是女巫舉行慶典和月亮儀式的原因。不過，你也能用儀式慶祝任何一天，因為每一天都獨一無二。

身處大自然時，我常會心有所感，想好好體會某個當下。你可以在大自然裡做一個野地祭壇，蒐集樹枝、落葉及落花等等。也許你突然靈感湧現，想用樹葉或松果排成一個魔法圈，或是用橡實標記四個方位……或者，你也可以撿一些自然物品帶回家，布置一個大地祭壇。這些儀式特別適合秋天和冬天，因為這兩個季節和地元素最為相關。如果想布置一個大地祭壇，可以簡單放一些石頭、堅果、骨頭，以及你在大自然裡找到的任何東西──誰不喜歡小巧可愛的橡實呢？

將花圃打造成神聖的魔法空間也很棒：掛一些用樹枝和乾燥花做成的花圈、用鵝卵石疊成石堆（英國稱為 fairy stacks）、做一個迷你石圈等。你可以盡情發揮創意，將整座花圃變成慶祝地球魔法的聖殿！

地球魔法

如果你想深入體驗地球魔法，與大地有更多「肌膚之親」，有很多，從魔法實作到日常活動與地球相關的主題能進一步探索：

萊伊線（Ley Lines，**又稱為地脈、靈脈**）：地球的能量線。萊伊線交會之處也是許多地理景觀、古蹟的所在地，例如史前遺跡、巨石等。

野外採集（wildcrafting）：從自然環境中採集野生植物，通常作為食物或藥方。

聖石：世界上有許多被供奉為聖物的石頭，有些是因為天然形狀或紋理特殊，有些是因為上頭刻有奇特符文，另外還有古人為了進行儀式而排列的石圈。在我的故鄉不列顛群島（British Isles），共有超過上千個石圈，不過在世界各大洲，你也能找到帶有神祕色彩的奇岩聖石。

石圈在古代用於儀式與祭典，走訪史前石圈遺跡，能讓我們與古老的大地能量連結。如果你是第一次去，我建議找朋友一起，因為當下的體驗可能會讓你的感官備受震懾。我的阿姨有一次到埃夫伯里（Avebury）參觀全世界最大的巨石圈，結果突然感覺渾身發燙，皮膚像著了火一樣灼熱刺痛，差點回不來。家人開玩笑說，可能她前世是個女巫，在那裡被處以火刑，不過也可能是她感受到了石頭的能量。很多參觀過的人也都提到類似經驗。

栽種與採收：這是綠女巫和樹籬女巫的擅長領域。不過，每個人都能成為綠手指，在窗邊打造一個香草花園，或是種一些療癒盆栽。我家裡的「開心農場」種有常春藤、茉莉花、聖誕紅、無花果

樹，還有一小株可愛的翡翠木（又稱玉樹、發財樹），希望能將成長、豐盛、新氣象帶進家門。

研讀藥草學：這也是綠女巫的拿手領域，運用植物作為藥草和療癒配方。

綠色生活、保護環境：積極實踐身為地球守護者的責任，愛護生態、友善大地。

與土壤相關的咒語

種植花草、做園藝不只紓壓，也能讓心情更美麗。目前也有科學研究為園藝的好處背書，證實了我們喜歡親近自然的天性確實有道理。牝牛分枝桿菌（Mycobacterium vaccae）是一種存在泥土裡的微生物，能刺激大腦分泌血清素，讓人更放鬆、愉悅。針對癌症患者的研究發現，接觸這種桿菌的受試者表示生活品質提高、壓力水平降低。

在土壤、草木、石頭、獸骨的包圍下，直接在自然界「就地」施展魔法，帶有非常野生、原始的氣息。這種咒語修煉具有悠久歷史，當時的女巫沒有太多資源或器物能使用，只能從地球母親身上採集素材。也許不是每個人都喜歡，但是這種赤腳踩地、雙手沾泥的體驗，可以帶來莫大樂趣。

✦ 來自祖籍地或故鄉的土壤，能輔助與祖先的靈魂溝通，或強化你與過去的連結。你也能將這些土與自家花圃的土壤混合，將這份與先人的連結帶回家裡。

✦ 希望保護家園或是住家裡的人時，可以使用自家花園的土壤作為素材。

✦ 到花園裡「拈花惹草」。廚房女巫、綠女巫和樹籬女巫都知

道在咒語和食譜裡，植物與藥草是極具價值、不可或缺的元素。做園藝本身就是一種特殊的魔法。

大地精靈

精靈（elementals）是與四大元素相關的魔法生物。它們是元素或自然之力的化身，通常出現在民間信仰、巫術和鍊金術書籍中。精靈（又稱大地之靈）與花草、鳥獸共生，一同守護自然界。無論是親近河海，或走入山林，我們身處大自然時感受到的魔法，有一部分就來自這些精靈。仙女就是常見的一種大地精靈，根據民間傳說，仙女通常住在古老的祖靈地，例如石圈、深山裡。害羞內向的諾姆（gnome，一種地精）是另一種精靈，不分四季照顧大地，也會清理地球的負能量和污染源（真是辛苦了！）。大地精靈與地球母親關係密切，因此遇到任何精靈（尤其是凱爾特傳統裡的精靈）都是吉祥的好兆頭。

仙女在每個文化呈現的原型與意象都不同。在凱爾特傳說中，仙女皇后也是女神：芮艾儂（Rhiannon）和安亞都是美麗的仙女皇后，也是法力強大的女神；在英格蘭與康瓦爾神話中，皮斯基（piskie）、皮克希（pixie）、棕精靈（brownie）和絲派特（sprite）都是妖精或精靈的名稱，它們以樹木為家，喜歡在花叢間跳舞；在冰島有一個習俗，開闢任何新道路之前，一定要先請示精靈（Huldufólk，意為「隱藏的人」），確保沒有驚動仙靈之地，才不會招來厄運。

透過巫術或瑜伽感受大地能量時，不妨召喚大地精靈幫助你，不只是為了與地球連結，也讓自己多一分隨性快活，多一分古靈精怪的淘氣。到戶外練習瑜伽或巫術，在路上踩出一個又一個腳印

的時候，千萬注意你的腳步：魔法生物也許就在附近！進入樹林時，不妨請求精靈的准許。在冥想的過程中，花點時間靜聽鳥鳴啁啾、風吹樹葉，以及落果碰觸地面的聲音，那是大地精靈以自然天籟為你演奏的交響曲。

大地儀式

播下種子，用愛細心照顧。如果你是園藝新手，可以先試試看金蓮花（nasturtium）。將種子種在花盆，或直接種入花圃都可以。金蓮花的生長速度快、花朵鮮豔繽紛，不用多久就能摘採花朵，作為女神祭物。如果你是廚房女巫，也許你已經知道金蓮花「好看又好吃」，它的花與葉子帶有芥末般的辛嗆滋味，可以灑在夏日沙拉和三明治上，增添特殊風味。金蓮花象徵活力（也許是因為整株植物都富含維他命 C 吧）。

種植物能提醒我們，成長和蛻變不是一夕之間的事。揠苗助長行不通，很多事都急不得。我們只能給自己（還有植物）時間、愛和養分，靜待發芽、盛開的那一天。

當你提到「看不見的存在」、精靈或仙女，旁人可能會對你投以異樣的眼光。我也有過這種經驗，不過別放在心上，要讓多少魔法進入生活中、對於魔法生物的存在有多少信仰，都是我們能自己決定的事。也許與精靈、妖精連結，能幫助你與內在小孩連結，充分沉浸在咒語、儀式、巫術和瑜伽的樂趣中。

在這本書裡，你會發現我一再強調：魔法是你找到它的過程與當下。在尋找魔法的旅程中，不見得要區別什麼是真、什麼是假，它可以純粹作為一個充滿喜悅與希望的空間，一個能讓直覺綻放、用心感受的地方。很多時候，我們會要求自己板起臉孔，認真投入靈性修持（有時也許真的需要這樣）。但是，能夠享受其中樂趣，並不會讓這件事變得不重要，也不代表你不認真，只是你將快樂帶到過程中而已。所以，在瑜伽課上笑出聲、說個笑話輕鬆一下，有何不可？不小心弄掉水晶、調錯藥草配方、忘記某位女神的名字時，就一笑置之吧！這些都沒有關係！我們對儀式和練習的投入，動作背後的意圖與覺知，都是很重要的。不過，也別忘了享受當下，從中找到喜悅和樂趣！

植物魔法

植物、樹木和我們一樣，都帶有能量，每個物種也有自身獨特的振動頻率。當我們運用植物能量，就是與大自然的能量連結，回歸祖先的知識，沉浸在大地的豐饒與恩典之中。

數千年來，世界各地的文化都有使用香氛油（fragrant oil）和香草植物的傳統，用途通常是轉化意識維度、改變心智狀態、與神性連結、療癒身心靈等。這些習俗和瑜伽、巫術的歷史有著密不可分的關係。

「Attar」是最為古老的精油提煉法，能將植物精華「封印」在神聖檀香精油裡。這種方法最早記載於古印度阿育吠陀和瑜伽經典裡，也和瑜伽一樣，都發源於印度河流域。精油（essential oil）則是近代西方發展出來的芳療用品。精油是直接從植物原料蒸餾製成，

能刺激感官，活化我們內在的療癒力量。植物與香氛的療癒能量，其實就是植物的靈魂。在療癒方面，植物可說是「多才多藝」，每一種植物都帶有多種療效，共同組合成一體。綠女巫和藥草師大都知道，單一植物的應用非常廣泛，絕對不只是治療身體而已。我們也能從情緒、靈性的角度來了解植物。我們花越多時間認識一種植物，越能看出它提升身心靈的效益。

當我們透過精油，讓植物靈魂的精華成為自己的一部分，就能從生理和情緒的層次，看見魔法與轉化的力量。深入內觀自省、投入靈性修煉時，精油是很好的輔助工具。某種氣味也許讓你想起小時候的家或故鄉。如果你想探索祖先和歷史，不妨探索你的祖母、曾祖母可能用過的藥草。接地精油則有助你設置魔法圈，或是在滿月的高能量期間找到平靜。

精油也是一種魔法藥劑，稱為「單方」（simple），只由一種藥草或植物提煉而成（第7章有提到）。有些單方精油可以食用，例如薄荷精油可煮茶，不過多數精油只能用於薰香。精油的用法非常多：滴入泡澡浴水、加入擴香儀、滴在面紙上、搭配蒸氣嗅吸、作為按摩的基底油等……

香氛的力量

嗅覺是人類最早發展的感官系統，不只極為敏感，也非常特別。所有感官都得先經過視丘調節，才會傳遞到大腦，這是因為各種感官傳來的訊息量太大，大腦沒辦法自己應付，所以必須靠視丘事先過濾。不過，五感之中，只有嗅覺能直接將訊息傳到大腦的邊緣系統。

邊緣系統與情緒和記憶有關，這也是嗅覺與記憶關係密切，也能激起情緒的原因。

精油有調性之分，「前調」（top note）的芳香分子最小，例如茉莉。這類精油揮發速度快，也是我們在配方裡最先聞到的氣味，因此與較高的脈輪有關。「後調」（base note）的芳香分子最大、最重，例如雪松。這類精油通常與接地和海底輪相關。

以下是幾個點子，用手邊的精油就能嘗試。盡量選用純天然、有機，以永續方式生產的精油。別忘了精油帶有植物的靈魂、大地的智慧，是一種聖物，使用時務必帶著崇敬與正向意圖。

廣藿香：這款溫暖、舒緩、平撫心神的精油已經有數百年的歷史。古埃及法老王圖坦卡門（Tutankhamun）的陪葬品裡，就有廣藿香精油。在印度教神話裡，女神拉克希米（吉祥天女）最喜歡用廣藿香精油，為自己創造豐富的感官饗宴。

雪松：適合在連結海底輪或地元素能量時使用。萃取自樹木的精油具有接地、安神的功效。壓力大時，雪松精油有助集中心神，讓躁動的靈魂穩定下來。

茉莉：在某些亞洲文化中，茉莉精油常作為舒緩緊張和壓力的療方，至今已有數百年歷史。茉莉帶有高頻能量，很適合輔助星光體投射，以及專注於頂輪的冥想。

薰衣草：薰衣草的特性包含淨化、促進和諧等。薰衣草能用於釋放緊繃、緊張與過往傷痛的療癒工作，並創造成長、蛻變的空間。

檸檬：檸檬精油富含強效抗氧化物，能為你注入滿滿能量。此外，檸檬與太陽和火元素有關，因此很適合在太陽慶典、連結太陽女神和顯化儀式時使用。

瑜伽士的地球魔法

在瑜伽修煉中，我們能專注在身體與地球的連結。不過，地球不只是身外的環境，地元素也在我們身上，體現於體內一切有形之物，也就是骨、肉和組織。

這幾年來，我找到很多種拜地式的版本，不過我在教學時最常用的版本，其實是我自己受靈感啟發設計的。這個序列非常簡單，包含跟著呼吸往前、往後的動作。大地的梵文是「Bhumi」，指的是土壤，而不是地球本身。你可以在 *sentiayoga* 網站找到拜地式的動作影片。

拜地式序列

1. 下犬式：在這裡做一次吐氣。
2. 吸氣，轉換為高平板式。
3. 吐氣，進入嬰兒式。
4. 吸氣，進入桌面式（Table Top Pose）。
5. 回到下犬式。

搭配呼吸，以舒緩的節奏重複5到10次。

地球女神

大地之神多半是女性，凸顯出地球就像一位慈母，守護著芸芸眾生。

蓋亞：希臘神話中的大地女神、地球的化身，也是古希臘的原始神（primordial deities）之一。根據古希臘的創世神話，原始神是從一片虛無混沌之中，最早誕生的第一代天神。蓋亞作為眾神之母，也是所有神居住的家園。

卡莉亞赫：凱爾特神話中的老婦女神與冬天女王。在一年之中最漆黑無光的季節，祂會用雪白的冬之披風籠罩大地，讓地面結凍、霜雪紛飛。卡莉亞赫是自然元素之力的化身，也是大地的創造女神。當祂在地上行走，便刻劃出山稜、鑿切了岩石，孕育出豐富的地貌。

帕查瑪瑪：印加神話中的生育女神、大地與時間之母。祂提供了孕育生命需要的一切，掌管耕種與收穫。祂也代表了山脈與地震的能量。相傳如果人類沒有好好尊重地球，帕查瑪瑪會化身為一條龍，跑到山底下製造地震——提醒了我們要敬重這位大地母親。

阿蘭耶妮（Aranyani）：印度神話中的森林女神，也象徵各種森林動物。阿蘭耶妮崇尚自由、隨性多變、勇敢，也很能自得其樂，就跟森林裡的許多動物一樣。在古印度經典《梨俱吠陀》裡有一段頌揚阿蘭耶妮的詩歌，描述祂對叢林家園的愛，以及面對森林的黑暗角落仍不害怕、以愛包容的心。祂喜歡四處閒逛，也能輕易躲進身後茂密的樹叢裡，轉眼間不見蹤影。不過幸運的話，你也許會聽到祂走動時，腳踝鈴鐺發出的清脆聲音。

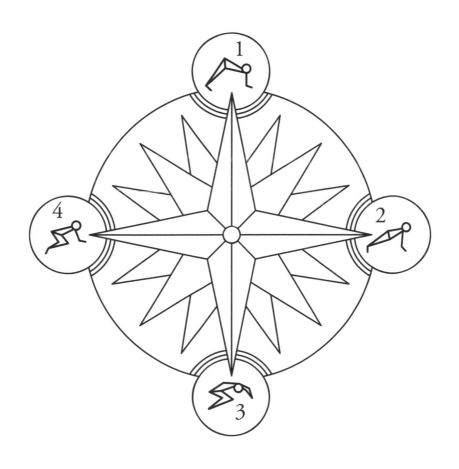

普理特維：印度神話中的地球女神，祂的生育力量是滋養所有植物、孕育各種生命的來源。在梵文裡，「prithvi」是「地球」的意思，而女神普理特維就是地球母親的化身、地元素的根本。在印度教的喪禮上，眾人會向普理特維祝禱，祈求祂輕柔將亡者擁入懷中，回歸大地。

帕帕哈瑙莫庫（Papahanaumoku）：夏威夷神話中的地球之母與創造女神，通常簡稱為「帕帕女神」，與天空之父沃基亞（Wakea）一起創造了所有人類。在夏威夷當地，供奉帕帕女神的神廟稱為「Hale o Papa」，意思是「帕帕女神的家」。女性能到神廟敬拜女神，讚頌祂孕育生命、療癒一切的原始力量。帕帕女神的靈魂是賦予生命、關愛、慈悲的地球，哺餵了形形色色的生命。

小結

讓你的根扎入土壤，與大地和祖先連結。運用大地的能量、感受大地的脈動，能幫助我們與地球的元素重新調和、連結。也許更重要的是，我們能藉此表達對地球的感謝。給人溫飽的食物、遮風避雨的家園，以及我們呼吸的每一口空氣，都是地球母親賜予的珍貴禮物，都是值得感恩的豐盛。

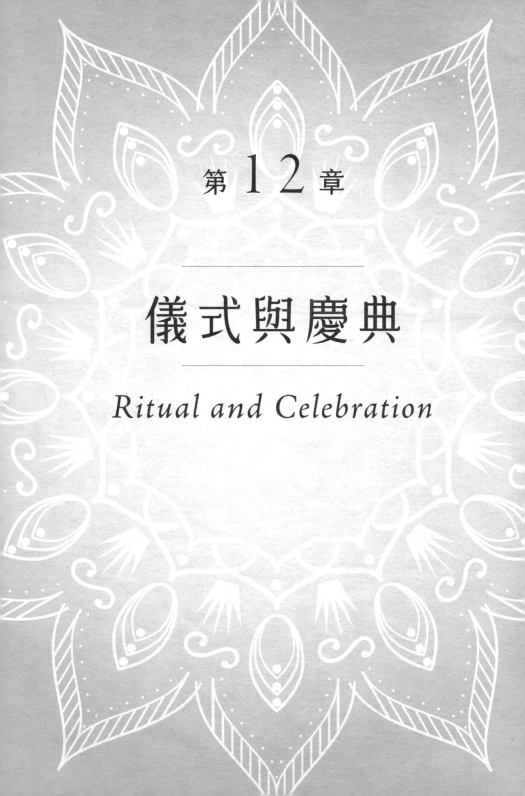

第 12 章

儀式與慶典

Ritual and Celebration

梵文字「r'tu」的意思是「神聖的」,不只是指特殊或神聖的時節或季節,也特指女性的經期(女性與儀式的關係一直都如此密切!)。幾千年後,拉丁文裡出現了「ritus」一字,最後演變成現代英語中的「ritual」,意思則千古不變,指的都是特殊、神聖的時刻。

儀式透過一套象徵性的動作、符號,作為連接人間與靈界或神性的橋樑,通常用於祈求理想結果(如播種豐收)、祝願事情順遂(如航行平安),或歌頌一年之中的特殊時節。作為一種團體或個人活動,儀式體現了信仰、崇敬之情,以及對未來的寄望。

自從人類有自我意識以來,便開始透過各種儀式、祭典來記錄時序的變化、慶祝特殊節日、禮敬祖先,或探問神靈的旨意。不管你的宗教背景或靈性傳統,儀式都是讓我們與自己、與大地連結的媒介。每個人心中都有魔法,但有時我們會失去與魔法的連結,或忘了體察生活中美妙的能量顯化,而儀式能幫我們重新找回連結,靜聽魔法的溫柔絮語。

儀式能為再平凡不過的生活小事注入魔法:點燃一根蠟燭、沐浴泡澡、煮一杯茶……這個世界太亂太吵,每天都有新的資訊、新的聲音告訴我們,人生有了什麼才算成功、才叫做圓滿。用儀式帶你找到內心的自在,思考**你**真正需要的,以及你感謝的事物。

透過儀式,我們能表達心中的感謝,與生命的節奏同步。最棒的儀式往往既獨特又充滿個人色彩,因此建議你多方探索,了解哪些元素與你最有共鳴。如果你熱愛創作,也許繪畫、拼貼能成為你儀式中的亮點。如果你喜歡唱歌,不妨在儀式中運用聲音吟誦、歌唱。發揚自己的特殊天賦,創造專屬於你、對你具有特別意義的儀式,本來就是你的權利,我也很鼓勵你這麼做。

有時候，心血來潮所做的儀式反而最迷人美麗。例如，去年我到英國西南部的康沃爾（Cornwall）進行女神靜修之旅。站在廷塔哲城堡（Tintagel Castle）旁的懸崖上，我突然一時興起，跟著浪花的聲音歌唱，作為小小的個人儀式，也造就那次旅程中讓人難忘的一刻。

你可以獨自進行儀式，或與他人一起。與地球母親連結的儀式可以包含：點燃營火、跳舞，或運用自然素材（花朵、羽毛、落葉、石頭等）創造曼陀羅圖案。你也能為特定女神、主題或元素進行祝禱，或點燃蠟燭。或者，你也能不做任何規劃，單純體會大自然的美好，享受跟朋友相聚的時光，或是與自我對話，與大地連結。儀式的目的是讓你活躍的心平靜下來、集中精神，才能聽見來自直覺與魔法的細微聲音。個人儀式，例如冥想、自我照護、放鬆等，可以在室內或戶外進行。儀式能幫助你在自己身上找到平靜、喜悅與滿足。畢竟，你的魔法從來就在你身上，是你的一部分。只不過，活在一個喧鬧的世界裡，與自己已知的智慧連結並不容易，這也是儀式能派上用場、幫助我們的地方。所以，下次要穿過一座橋時，不妨想像自己要跨越一個關口，將所有擔憂、恐懼都留在身後。打掃家裡時，你可以想像把灰塵掃起來的時候，你也掃除了批判、嫌棄自己的聲音。你掃掉了舊的阻礙，為全新的自我、健康的習慣創造了空間。這就是將儀式融入日常生活的方法。

布置你的專屬祭壇

如果想嘗試儀式，或為當天的魔法尋找靈感，可以從布置祭壇開始。祭壇是你的個人神聖空間，能陳列不同女神的擺飾、點燃線

香，也能擺放各種蠟燭與自然小物，例如鮮花、水果、羽毛等。祭壇可以是冥想、祈禱或創造咒語的地方，你能根據不同季節，更換祭壇上的圖片和擺設，也可以順著直覺不定時調整。布置祭壇能為你的心、你的家帶來正能量。祭壇是你心中意圖的實體象徵，代表了你希望在生命中顯化的一切。

在家裡選一個空間，最好是你常看到的地方，來提醒自己要空出時間做冥想或反思。選擇、整理這個空間的過程，本身就是一個儀式。透過儀式，你確認自己帶著明確的意圖，選擇了這個空間。

選擇讓你感覺親近、有共鳴的物品，例如元素、特定女神等。我的祭壇上擺了一個女神雕像、大地與水之女神的圖片、一塊紫水晶、一瓶從聖納克丹峽谷（St Nectan's Glen）裝的水，還有一些羽毛和蠟燭。你的祭壇上應該擺放讓你「有感覺」的物品，而不是你覺得自己「應該」擁有的東西。你可以盡情發揮創意，嘗試不同布置風格，做法沒有對錯之分。有些時候，我會在早上來到祭壇前，點燃蠟燭，之後做點冥想、伸展和書寫。有時，我會在祭壇邊創作夜晚儀式或咒語。每一年耶魯節（即冬至）時，家裡的聖誕樹就是我的祭壇，我喜歡在聖誕樹燈光的照耀下練習瑜伽、做冥想和寫日誌。

很多女巫喜歡在祭壇上放象徵四大元素的物品，例如：用羽毛或線香代表空、水晶或石頭象徵地、一小瓶水或貝殼代表水、蠟燭象徵火等。不同顏色的蠟燭可以用在不同咒語上。其他常見祭壇用品包含大碗或大釜、儀式刀（athame，通常為黑柄雙刃短劍）、圖騰或巫瓶（見下方介紹）、魔杖、儀式杯或是聖杯。另外，你也能考慮把影子書放在祭壇上，或是只有想創造咒語或儀式時，才把書帶到祭壇上。

巫瓶

巫瓶是裝有多種物品與液體的瓶子，作為一種防護魔法，至今已有數百年的歷史。在現代巫術中，巫瓶也用於帶來療癒、富足、豐盛的能量。巫瓶其實就是裝在瓶子裡的咒語，過去曾被發現埋在古老建築的壁爐和地板下方，或是埋入牆壁裡。你可以依照心中的意圖，在巫瓶裡裝入任何東西。

瑜伽女巫的專屬巫瓶

為了幫你的瑜伽女巫之旅「加持」，我設計了一款特製巫瓶，動手做做看吧！

✦ 找一個瓶子或能旋緊蓋子的小罐子（最好是玻璃材質）。務必將容器清潔乾淨。

✦ 在一小張紙上寫下正向的肯定語或你的「意圖」（sankalpa）。你在這段旅程上想要尋找什麼？力量？自由？快樂？啟發？寫好之後，把紙捲起來或摺起來，放進瓶子裡。

✦ 加入一些亞洲（瑜伽發源地）特有的藥草和香料：

● 幾粒黑胡椒，在旅途中提供保護作用，也彰顯巫瓶最古老的用途：抵禦負面或邪惡能量。

● 一顆八角，用於招來好運、愛和健康。

- 一小根肉桂棒，帶來防護、力量與成功。

幾片藍睡蓮的乾燥花瓣。藍睡蓮在印度教是神聖的象徵，深受瑜伽士崇敬。千瓣蓮花代表靈性覺悟、智慧與知識。蓮花生於淤泥，長成之後浮出水面，花朵盛開，有如修行者從紅塵俗世中超脫，散發開悟的光芒。(你可以從芳療商家或網路上的香草店買到乾燥的藍睡蓮花瓣。你也能用小巧可愛的薰衣草花，跟頂輪的代表色一樣是紫色，也代表純潔、靈性。)

✦ 一條緞帶，用來繫在瓶頸：可以用象徵頂輪的紫羅蘭或藍色(如果你對某個脈輪特別有感覺，也可以選擇相應的顏色)。

✦ 你身上的東西，用於宣示對巫瓶的所有權，例如：頭髮、指甲或是家裡的小物。

✦ 將所有材料放入瓶中，妥善封好之後，將巫瓶放在祭壇上，或是一個神聖的地方。你也能把它埋在門前花圃，或是窗邊花台，將守護與開悟的能量帶給屋子裡住的每個人。

晨間儀式

你可以開始將之前談到的一些瑜伽女巫練習，與自己的日常作息結合，創造一個晨間儀式。

✦ 起床之後，先喚醒身體的能量／prana／氣：伸展一下、活動筋骨，根據你當下的心情或能量高低，做幾回拜日式、拜地式或拜月式（參考月亮、太陽、地球魔法章節）。慢慢開始連結身體、呼吸、心靈。

✦ 以舒服的姿勢坐下，專注在呼吸上，開始進入簡單的冥想，讓整個人平靜下來、接地，並集中心神（參考第4章的冥想練習建議）。探索內心的空間，去反思、覺察各種意念，過程中不做任何評判、沒有任何期待。

✦ 動筆書寫：憑著直覺做書寫，你可以自由書寫，或是用自己有共鳴的字詞、一句話作為開頭（可以參考第6章的書寫提示）。你也可以單純列出這一天想做的事或目標。

✦ 書寫到了一個段落，自然停頓時，沉靜片刻，接著回到冥想。留意心中升起的任何念頭和感受，你也可以將它們寫下來。感覺準備好的時候，闔上日誌，開始你的一天。

接下來，我們從「設置魔法圈」（casting a circle）開始。這個基礎魔法儀式可以在任何地方、任何場合進行。

設置魔法圈

如果你是第一次踏入異教與巫術的領域，或是剛開始接觸各種自然崇拜的信仰，一定會看到**非常多**有重要意義的圓圈、輪（wheel）、螺旋等。這些環形象徵的意義，最終都是為了與世界上最大的圓──地球──連結。因此，我們會在不同文化中看到各式各樣的輪：四季、元素、方位、月相、死亡與重生的輪迴及生命循環等，永無止盡，周而復始。

在巫術領域，圓圈最常用於「設置魔法圈」儀式，指的是施行咒術時，在自己周圍畫一個圓圈，幫助自己專注心神，並形成類似結界的防護網。魔法圈可以是實體的圓圈，或以心靈之眼創造。設下魔法圈之後，巫師接著能選擇要不要召喚四方。年度之輪和召喚儀式都是確認自身位置的方法，前者用於找到自己在時間週期裡的定位，召喚四方則能確立自己所在的地理位置。

如何設置魔法圈

魔法圈能幫助你將注意力與能量集中，提升咒語、儀式或接地的效果，它本身也是一個圍繞你或你的同伴的圓圈。魔法圈可以是實體圓圈，例如用蠟燭、樹葉或鹽粒等物品排成完整的圓圈，或是用象徵四方的物品（就像你在祭壇上擺的小物），擺放在東、西、南、北四個方位。你也能想像圍繞自己的一個環形魔法陣。在咒語或儀式開始前，你可以創造實體或想像的魔法圈，在這之後，你也能自由選擇要不要召喚四方神靈。

在儀式的最後，必須以實際和／或在內心觀想的方式「打開魔法圈」（open the circle）。你可以感謝四方神靈或元素，例如：「火之元素，感謝你參與這一切。」如果是團體儀式，女巫們常會說：「魔法圈已打開，但永遠不缺損。我們歡喜相聚，歡喜賦別，期待下次歡喜重逢。」

四方

「召喚四方」是一個接地、確立位置的儀式，實際去指認四周的東、南、西、北方位。這四個方位具有豐富的象徵意義，也有各自的重要代表物，有時稱為元素或象徵物，而且彼此互相連結。例

如：北方與冬天在某些年度之輪歸為同一屬性，南方則對應到夏天和火元素。不同文化對於元素、方位、四季在年度之輪上的排列看法不同，所以，你可能會發現在某些年度之輪中，水元素與夏天有關，空與冬天搭配，火與春天共生。南北半球也會影響年度之輪的排列。當然，你也可以順著直覺，創造專屬自己的年度之輪！

召喚四方

如果你是第一次接觸召喚四方儀式，以下的例子能讓你對整體流程有點概念。不過務必記得，這個例子只是參考。以格拉斯頓伯里女神廟而言，在女祭司的受訓過程中，我們也會學習如何召喚四方。一開始會覺得大聲說出方位有點奇怪，但是我現在也把這個步驟融入冥想課程和儀式，效果非常不錯。我也發現帶領學員出國靜修時，召喚四方是很有幫助的儀式，能讓自己在陌生的國度找到方向感，肯定自己已經來到此地。學習召喚四方時，我遇到的一大挑戰是把禱詞全部念對，不過，最重要的其實是文字背後的意圖。因此，不用執著於確切的字眼，照著你想要的方式做就好，放心讓直覺引導你。

開始儀式時，你可以說：「你好」、「衷心祝福你」、「歡迎你來！」，結束時，可以說：「謝謝，再見」。召喚四方時，我們通常從東方、春天、太陽高升開始。

東／春／空元素／春分

我在此召喚東方的能量。那旭日升起之地；迎來新開始與新想法、空與風起舞之地。那智慧與啟發之地，新的一天、新的黎明誕生之地。那代表春天的東方。

東之能量，歡迎你來！

南／夏／火元素／夏至

我在此召喚南方的能量。夏日與豐盛之力量。正午烈日的源頭，熱情、創造與靈感的泉源。生命的火花、內在的火光。

南之能量，歡迎你來！

西／秋／水元素／秋分

我在此召喚西方的能量。日落之地，反思與內觀、結束與轉換之地。秋天是豐盛收割、傍晚綺夢的力量，是轉化與改變的源頭。

西之能量，歡迎你來！

北／冬／地元素／冬至

我在此召喚北方的能量。象徵黑夜與冬天，以及和平、重生、寧靜、內在智慧與反思之地。北極星與新月的歸鄉。

北之能量，歡迎你來！

四季慶典

在世界各地的傳統中，儀式與慶典的目的是迎接、標誌每年太陽週期裡的轉變，並安排養家維生的農事活動，例如播種及收割等。當新的季節到來、大地景致變換，我們的祖先慶祝萬物的流轉，歌頌其中的價值。順應四季調整生活、修煉的步調，能從中找到一種和諧，但現代社會講求成效，往往認定某一種生活方式最好、最值得追求，我們也因此很難體會與四時共生的和諧。

四季的遞嬗，即是自然能量之間的轉換與連結，也深深影響了瑜伽和巫術哲學。透過四季慶典，我們與太陽、月亮和地球的運行

連結，共同跳出一支宇宙舞曲，也學習看見這些變化背後的節奏與週期。瑜伽和巫術儀式藉著頌揚窗外景色的變化，迎接不同季節、肯定各自獨特的價值，也幫助我們將自身能量的轉變與四季的變化連結，從中獲得智慧。儀式鼓勵我們慶祝每個季節的美，也能支持我們度過中間的轉換時期，走過一季又一季。

以儀式慶祝四季的流轉，不只能幫助你連結不同季節的能量，也可能帶來啟發，激勵你投身或創造更盛大的年度慶典。

年度之輪（Wheel of the Year）

年度之輪將生命視為一種圓形的循環，而非線型的進程。圓圈與螺旋都是古老的女性象徵。陽性能量則通常被描繪為一條直線。

年度之輪將一年分為八個時期，體現成長的歷程：種子在聖燭節播下，經過春分的成長期、夏天的成熟期，最後在收穫節（又稱麵包節）、秋分與薩溫節收成。冬至時，大地進入冬眠，等待聖燭節來臨時再次甦醒。你也可以用這種循環的概念來看月亮週期，用圓圈代表陰曆的一個月。你的某些目標可能需要一年的時間來達成，有些則只要一個月。雖然每個文化的年度之輪長得不太一樣，也有藥輪（Medicine Wheel）或生命之輪（Wheel of Life）等別稱，不過都反映出世上萬物皆有能量的信仰，而且萬事萬物都彼此相連。

現在，就讓我們跟隨太陽在空中的運行軌跡，認識年度之輪的八大節日與對應季節，走過一年的循環。接著，我們會談談在個人生活中，有哪些與四時共生、享受季節變化的方法。

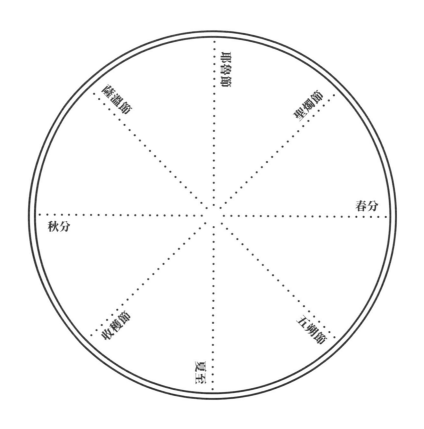

分點與至點：慶祝太陽的日子

至點：英文「solstice」的意思是「太陽靜止不動」的時刻。冬至與夏至分別慶祝、頌揚黑夜最長與白天最長的一天。之後談到太陽節慶（Sabbat）時，你會發現夏至也稱為「仲夏節」（Litha），冬至又名為「耶魯節」（Yule）。

分點：英文為「equinox」，意思是「晝夜等分」，此時日與夜、光明與黑暗達到完美平衡。在年度之輪裡，春分又稱為「奧斯塔拉節」（Ostara），秋分則通常指「馬布節」（Mabon，又譯豐年節）。

　　在每個太陽節慶之間，各有一個跨季節日（cross-quarter day），又稱為「火之慶典」（fire festival），分別是聖燭節、五朔節（Beltane）、收穫節與薩溫節。這些節慶代表了出生、成長、死亡、重生的循環。許多現代版的年度之輪（包含我列在下面的這個），融合了凱爾特、蘇格蘭、異教和盎格魯薩克遜文化的元素，因此你也可能找到其他版本。

八大節慶（Sabbats）

冬至／耶魯節（Yule）

北半球：12月21或22日

南半球：6月21或22日

　　白天最短的一天。從這天開始，白天會越來越長。耶魯節的名稱「Yule」來自中古英文的「yol」與古英文的「geōl」，是屬於異教文化的「仲冬」之節，象徵日光逐漸回歸。

聖燭節（Imbolc）

北半球：2月1或2日

南半球：7月31日或8月1日

　　聖燭節的英文「Imbolc」來自凱爾特語，意思是「在肚子或子宮裡」，因此是頌揚生育的節日。聖燭節慶祝春暖花開、欣欣向榮的景象，以及新生命誕生的火花。

春分／奧斯塔拉節（Ostara）

北半球：3月21或22日

南半球：9月21或22日

　　名稱來自日爾曼的春天與黎明女神奧斯塔拉（Ostara ／ Eostre）。奧斯塔拉象徵著新開始、生育、重生與復興。自然界開始展露生機，陽光越加耀眼，白天也越來越長、越溫暖。隨著春分到來，聖燭節的火花也逐漸轉化為豐沛的生命力。

五朔節（Beltane）

北半球：4月30日或5月1日

南半球：10月31日或11月1日

　　五朔節的英文「Beltane」意為「光明之火」，或「貝爾（Bel）的火焰」（貝爾為凱爾特神話中的太陽神）。這個節日主要慶祝春末夏初的生命階段，歌頌大地能量與生命週期來到巔峰。

夏至／仲夏節（Litha）

北半球：6月21或22日

南半球：12月21或22日

　　在古代盎格魯薩克遜文化中，「Litha」的意思是六月和七月，因此也常用來指仲夏節慶。夏至是一年之中白天最長的一天，為世界帶來豐盛、喜悅與溫暖。

收穫節／麵包節（Lughnasadh）

北半球：7月31日或8月1日

南半球：2月1或2日

　　收穫節與薩溫節、聖燭節和五朔節並稱為古蘇格蘭人的四大節慶。其名稱「Lughnasadh」來自愛爾蘭太陽神魯格（Lugh）。在英文或盎格魯薩克遜語裡，收穫節則稱為「Lammas」，意思是「麵包」。這個節口代表收穫季來臨，是家人團聚，感謝上天賜予豐盛的時節。

秋分／馬布節（Mabon）

北半球：9月21或22日

南半球：3月21或22日

　　馬布節的名稱來自古威爾斯神馬布（Mabon），是大地女神莫德隆（Modron）的兒子。在秋分之時，晝夜再次等長，回歸完美平衡。不過，從這時起，一年開始步入尾聲，夜晚也會逐漸比白天長。秋分也代表第二次收穫，大家會聚在一起，享受甜美的秋日鮮果，例如蘋果、梨子與莓果等。

薩溫節（Samhain）

北半球：10月31日或11月1日

南半球：4月30日或5月1日

　　薩溫節的名稱由來眾說紛紜，有一種說法認為「Samhain」來自凱爾特語中的「samani」，意思是「集結或團聚」，這也是我最喜歡的解釋。另一說則指薩溫節的意思是「夏天的尾聲」。

薩溫節象徵一年之中較漆黑的月分即將來臨。對許多異教徒來說，這個節日代表新的一年開始，因此別具意義。隨著地球進入較長的黑暗時期，這也是休息、反思過去一年的時刻。薩溫節是一年中最後一次的收穫日。將最後一批堅果與莓果採收完後，誕生與成長的年度循環也畫下句點。

連結四季能量

不同節慶之間的過渡階段，也自有其特殊能量和價值，我們能透過儀式、咒語和瑜伽練習加以歌頌、慶祝。我針對每個季節列出了建議練習，希望能滋養你的創造靈魂。也許這些小小的練習能給你剛剛好的刺激，讓內在的瑜伽士、女巫和創造女神優雅現身。你也能透過這些練習，重新找到連結。畢竟，女巫、瑜伽士、創造女神的能量，一直都在我們身上，就像四季變化的能量一樣，從未消失。

萌芽：聖燭節－春分
覺醒：春分－五朔節
成長：五朔節－夏至
綻放：夏至－收穫節
採集：收穫節－秋分
收穫：秋分－薩溫節
臣服：薩溫節－冬至
休息：冬至到聖燭節

萌芽（聖燭節－春分）

與內在瑜伽士一起萌芽：用動作帶領自己探索，與自我對話、培育心靈，以及滋養內在。

與內在女巫一起萌芽：在奧斯塔拉節／春分前種下種子，也種下意圖。與大自然連結，深化你對自然環境的覺知。當樹液再度充滿枝幹，回想你的意圖，準備大步向前，進入生機盎然的時節。

與內在創造女神一起萌芽：創造一個神聖空間，頌揚這個季節的美好，例如布置祭壇、冥想空間，或是為家裡大掃除。

覺醒（春分－五朔節）

與內在瑜伽士一起覺醒：專注於累積能量與生命力，例如做拜日式和流動瑜伽。在戶外探索不同的身體流動，也許可以到公園做雙人瑜伽（acro-yoga）！

與內在女巫一起覺醒：專注於和地球重新連結，例如接地、滋養，以及由內而外療癒身心。與大自然連結，找到當下的自我。

與內在創造女神一起覺醒：隨著時序進入春天，這時以跨越、門檻的意象為主。你可以在門邊掛一個祈求豐盛的巫瓶，或是種些玫瑰，將愛迎進家門。你也能在冥想或觀想練習時，連結跨越的新能量，引導你步入新的季節。

成長（五朔節－夏至）

與內在瑜伽士一起成長：探索鬥志、決心，也不忘感受直覺。隨著你持續練習，朝著想駕馭的高難度動作邁進，記得每個動作都要帶著意圖。

與內在女巫一起成長：以身體活動與自然的豐饒作為療癒自我的靈藥。許多自然之物都能滋養我們：做森林浴、曬幾分鐘的太陽，就能幫助我們綻放。

與內在創造女神一起成長：在大自然裡活動身體、跳舞、玩耍，與你的原始靈魂連結。用心傾聽內在傳來的節奏與靈感。

綻放（夏至－收穫節）

與內在瑜伽士一起綻放：與內在之火和力量連結，帶著意圖與信心流動，擁抱你對每個動作的詮釋。例如：沉穩有力的戰士式（warrior pose），或是一百分的不完美平衡姿勢！探索你的極限，但是懂得適可而止，不忍著疼痛硬做。跳脫舒適圈是好事，但別一下子跳太遠！

與內在女巫一起綻放：趁著這個時節，探索你和自己、他人與自然的關係。探索界限、坦誠與自我肯定的課題。

與內在創造女神一起綻放：用你最喜歡的創作方式表達感謝、開心與豐盛，例如繪畫、跳舞、寫日誌、烘焙與做手工藝！

採集（收穫節－秋分）

與內在瑜伽士一起採集：探索流動的動作，與身體和呼吸合一。從動作中收集一點一滴的感恩，感謝你的身體如此美好、充滿驚奇。

與內在女巫一起採集：在夏日的夕陽餘暉中，採集藥草、花朵、木材與種子，作為祭壇飾物或咒語備品。

與內在創造女神一起採集：在天氣仍然溫暖之時，探索、享受親近自然的方法，例如舉辦淨灘或植樹活動，或是探訪森林，追蹤動物的足跡。

收穫（秋分 - 薩溫節）

與內在瑜伽士一起收穫：做瑜伽時，練習感恩、不批判以及不評斷。

與內在女巫一起收穫：九月的滿月又稱為收穫月（Harvest Moon），在圓月的照耀下反思，想想你付出的努力：你的人生之路帶你到了哪裡？你的行動換來了什麼成果？

與內在創造女神一起收穫：運用當季豐收的食材，製作好看又好吃的暖心食物。果醬、濃湯和紅酒能帶來喜悅與溫飽！

臣服（薩溫節 - 冬至）

與內在瑜伽士一起臣服：透過律動，探索安全釋放的方式。練習放下，體驗臣服與休息的藝術。

與內在女巫一起臣服：這是斷捨離的時節，找到適合的方法，釋放你不再需要的一切。花點時間面對內心的陰影，並療癒自己。

與內在創造女神一起臣服：隨著年關將近，一切的腳步都慢了下來。你可以回歸根本，探索自己的故事和先人的歷史。

休息（冬至到聖燭節）

與內在瑜伽士一起休息：屬於寧靜與沉澱的時節，可以進行陰瑜伽、冥想等練習。

與內在女巫一起休息：好好休養生息，探索夢之國度。不妨記錄夢境內容，或是化身為樹籬女巫，透過冥想和觀想到另一個世界遊歷。

與內在創造女神一起休息：在最黑暗的月分創造光明。當天黑的腳步變快，你可以製作蠟燭、點亮祭壇，用你的方式為昏暗的傍晚帶來光芒與喜悅。

四季慶典女神

每一位女神的特殊能力、給予的指引都不同。我們只需要每天歡迎祂們進入生命中，帶來訊息、指點和啟發。儀式與其他意圖練習能讓我們專注於當下，敞開心胸去領受四方神靈的智慧，並重新與自己的魔法連結。

奧斯塔拉：在盎格魯薩克遜與日耳曼神話中，奧斯塔拉女神象徵春天、重生與黎明。祂常被描繪為一位少女，有著如春天般動人的美貌。奧斯塔拉不只用來指春之女神，也是三月春之節慶的名稱。經過漫長的冬天，眾人慶祝大地回春，再現生機與富饒，並歡迎日光與生命的氣息回歸。太陽越發明亮，不只帶來溫暖，也帶來希望。

奧斯塔拉節代表春天的生命力與大地的新生，這時也很適合為自己的生活帶來新氣象。奧斯塔拉節時，你可以用當季的象徵物妝點祭壇。想一想春天時自然界的各種顏色：豔麗的水仙花、番紅

花、鬱金香及嫩綠的新芽等，你可以將這些元素帶到祭壇上。春天是慶祝生育和生命的季節，所以蛋是很棒的象徵物，其他如幼兔、羔羊、小雞等動物象徵也很適合。

波瑟芬妮（Persephone）：希臘神話中的二元女神，反映了季節的劃分，如光明與黑暗、春夏與秋冬的轉變。相傳冥王黑帝斯（Hades）給波瑟芬妮吃了一顆石榴子。不料吃過冥府的食物之後，波瑟芬妮再也不能回到人間。所幸在母親狄蜜特（Demeter，豐收與穀物女神）的協調下，黑帝斯同意讓波瑟芬妮在每年春天回到人間。波瑟芬妮就像種子一樣，在地底下熬過寒冷漆黑的時節，當祂回歸大地，陽光也回來了。大地一片春暖花開、萬物復甦，波瑟芬妮也很開心能在美好的春天重返人間。將一年想像為圓圈或輪，能提醒我們無論日子再黑暗，無論我們在自己的「地底下」感覺多迷惘，春天終會回來，我們也將再次探出頭來，迎接陽光！

小結

慶祝吧！在新的一天、月分、季節與月亮週期展開之時，盡情地慶祝。在一年當中找到自己的節奏與循環，進而找到連結。創造儀式來慶祝、歌頌季節的變化。你的日常儀式不需要非常繁複，也不必按表操課，只要在遇到生命中小小的驚喜時，好好地享受當下。你不需要天天過得完美，但你能讓日日充滿意義，也許是有所學習、有所釋放，或有所感悟……透過慶典和儀式，我們用神聖的方式表達自己、訴說靈魂，但也別忘了，這不是綻放自我的唯一時刻。儀式讓我們記起自己神聖的本質，引導我們用神聖的方式擁抱自己，一天又一天。

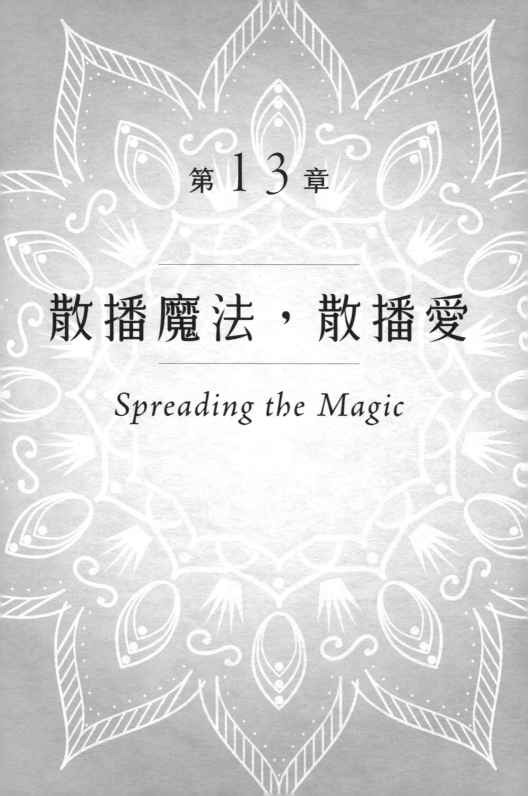

第 13 章

散播魔法，散播愛

Spreading the Magic

我們能以獨修的方式投入巫術和瑜伽，作為療癒、支持自己的日常練習。不過，當一群人共同參與時，兩者能發揮更深刻、強大的力量，也能改變我們的心念與行為。

無論是瑜伽、魔法或任何活動，當大家聚在一起、共同練習，就能一起提升正向能量，一起成為更好的人。我們支持彼此做對的事，鼓勵彼此善待自己、他人以及善待地球。在過程中，我們讓魔法的能量充滿自己、身旁的人，甚至擴及整個地球。當你散播愛，你也同時散播了魔法。像天女散花一樣，讓愛與魔法的五彩紙屑滿天飛吧，因為一個充滿魔法的世界是多麼特別，就連不願承認魔法的人也會感受到一絲不同。無論你如何讓魔法走入生活中，享受它、擁有它、活出你的精彩魔法。用愛去分享、散播你的魔法吧！

女性的圈子

在我教的團體課裡，全女性的班總是最特別、最讓人動容。在一個充滿愛的空間裡，這群女性在彼此身旁找到安全，能夠放心大笑、大哭，暢所欲言。我的學生有學校老師、訓犬師、能量療癒師、顧問、珠寶設計師及作家……有些人很少有機會放慢腳步，好好傾聽內心，純然地活在當下；很少能自在流露情緒、有話直說。對於沒有參加女巫集會的女性，瑜伽教室或冥想空間可以是感受魔法的殿堂。當一群女性聚在一起、共同創造……魔法便悄然發生。這是我們最厲害的本領。我們善於給予溫暖，善於傾聽，善於創造一個包容的圈子。因此，在這一章裡，我想傳達的最大重點，是希望你能找到這麼一個圈子，一群支持你，用愛接住你所有情緒的夥

伴、同好、閨密。我們都有需要他人陪伴，需要被在乎、關愛的時候。在帶領團體課或活動時，我總會觀察到：越來越多人開始分享之後，大家會發現自己並不孤單，發現原來別人也有同樣的煩惱、恐懼和問題。在心中保有一個關愛、接納的空間，也能幫助我們放下追求完美的壓力，學習不再比較、不再把身旁的人視為競爭對手。當我們感到自在，就能放下焦慮，知道我們不需要證明自己，也不必刻意營造努力的形象。我們能坦然接受所有人早就知道的事（smarana 又出現了！）：每個人都已經盡了最大努力。放下證明自己多努力的執著，能讓人感到如釋重負。在他人身旁感到自在，對於身心健康有很大的幫助。以自己舒服的方式與他人連結、互動，更是賦予生命意義、活出快樂人生的關鍵。

慈愛冥想（Loving Kindness Meditation）

這個冥想稱為「慈愛冥想」（巴利文為 metta bhavana），又稱「慈心禪」，來自佛教傳統，是一種培養慈愛之心的禪修煉習。我覺得非常特別，也希望你有同樣的感受。也許你之前在瑜伽或冥想課曾做過這種冥想。這是我過去幾年採用的版本，期間經過幾次修改，不過你會發現所有慈愛冥想的結構都差不多。

慈心禪是一種培育慈悲心的方法。我們從把愛傳給自己開始，因為如果不先愛自己、接納自己，就很難以愛祝福他人。當我們用心感受、修養慈心，便能漸漸從困住自己或他人的枷鎖中解脫。

找一個讓你感覺放鬆、自在的空間，以舒服的姿勢坐下來。輕鬆、和緩地呼吸，慢慢讓心神安定下來，進入平靜的空間。放鬆地吸氣、放鬆地吐氣。用你的心靈之眼，想像自己在一片大自然裡。

你也許身處一座花園、一片海灘，或是能看到海洋的草原上。這個地方可以來自你的記憶或想像；這是一個讓你感到安全、放鬆的地方。好好感受一下周圍環境，也許是陽光照在臉上的溫暖，或是花朵的香氣。

當你在這片大自然裡放鬆、休息時，你發現這個地方還有另外四個人。

第一個人是你能馬上想像的人，因為這個人就是你。花點時間觀想站在你自己面前。觀想你的臉、頭髮，身上穿的衣服。

這時，在你的心靈之眼裡，你說：

願我快樂，
願我幸福，
願我平安，
願我活得自在。

接著，你將光與愛的能量，傳向自己心中。

第二個人是你深愛、讓你快樂的人。也許是你的家人或伴侶。花點時間觀想他們的臉，也許想像他們穿的衣服，以及頭髮的顏色。這時，在你的心靈之眼裡，你對著這個人說：

願你快樂，
願你幸福，
願你平安，
願你活得自在。

接著，你將光與愛的能量，從自己的心傳向對方心中。

接著是第三個人。這個人是你沒什麼特別感覺的人，可能是咖啡廳的服務生，或是工作上的同事。你對這個人沒有強烈的愛恨情

緒。花點時間觀想他們的臉，想像一下他們穿的衣服，以及頭髮的顏色。這時，在你的心靈之眼裡，你對著這個人說：

願你快樂，
願你幸福，
願你平安，
願你活得自在。

接著，你將光與愛的能量，從自己的心傳向對方心中。

好，最後一個人是讓你感覺負面的人。也許是曾經傷害過你、讓你生氣的人。你也許不太情願，但還是花點時間觀想對方的臉，想像一下他們穿的衣服，以及頭髮的顏色。這時，在你的心靈之眼裡，你對著這個人說：

願你快樂，
願你幸福，
願你平安，
願你活得自在。

接著，你將光與愛的能量，從自己的心傳向對方心中。

現在，從你身上往這四個人發散的光束，持續擴散、發光，穿過了你所在的地方，往全世界延伸，環繞了整個地球，最後再次回到你身上，就像暖陽照在你的背上。

願眾生快樂，
願眾生幸福，
願眾生平安，
願眾生活得自在。

沉靜片刻，讓自己沐浴在這道光裡。

愛之女神

觀音：觀世音菩薩是佛教的慈悲女神，以悲憫眾生的形象深植人心。關於觀音的眾多傳說中，我最喜歡的故事跟祂的前世有關。相傳觀音本為男兒身，並發願救度眾生，引導亡魂往生西方極樂世界。然而，無論他多努力，墮入輪迴的眾生怎麼救也救不完。絕望之餘，他放棄了誓願，身體立刻碎為千片。上師阿彌陀佛見了不捨，將觀音碎成千片的身體化為女神形貌，並以神力加持，好讓觀音有無限慈悲心，有更強大的力量幫助眾生。在某些化身中，觀音具有一千隻手，每一手掌各有一眼，是為「千手千眼觀音」，代表祂會看見眾生的苦難，以大慈大悲之心守護每一個人。在另一個故事中，觀音來到天界的門口，準備升天成佛，卻聽到人間眾生的呼喊。結果，觀音並沒有升天，而是回到人間救度眾生。當你誦念梵咒、經文或咒語，也許觀音會聽見你的心願……

觀音的象徵顏色為白色，相關礦石包含珍珠、粉水晶、粉紅碧璽、玉石和綠寶石。象徵觀音菩薩的植物為蓮花和柳枝。

芙蕾雅（Freyja）：可說是北歐女神中最為人所知的一位。祂是女人、女王、女巫，也是愛之女神。掌管愛、生育和死亡的芙蕾雅，以女王之姿統治弗爾克范格（Folkvangr，意為「人民的土地」）。在戰場上喪命的戰士，有一半的亡靈會被牽引到祂的領地，另一半則到奧丁的英靈殿（Valhalla）。

芙蕾雅的名字有「仕女」之意，在古北歐信仰體系扮演多重角色。祂精通魔法（在北歐語稱為「seidr」），尤其是和預知、創造未來有關的魔法。許多天神、人類都曾跟芙蕾雅學習巫術。

小結

　　「愛」和「感恩」是我最喜歡的兩個詞。兩者也密不可分。要愛自己的身體，我們要先感恩有它的存在。有了身體，我們才能探索世界、自在舞動、練習瑜伽。能夠找到愛，無論是何種形式的愛，都彌足珍貴，記得以感恩之心好好珍惜。我們永遠不知道自己能擁有這份愛多久。因此，我衷心希望你能藉這個機會，對珍愛的人、珍惜的事物表達愛與感謝，也盡情享受你熱愛的事。因為總有一天，這些人、這些事物會不復存在。趁著當下去愛吧，因為我們能掌握的只有當下。

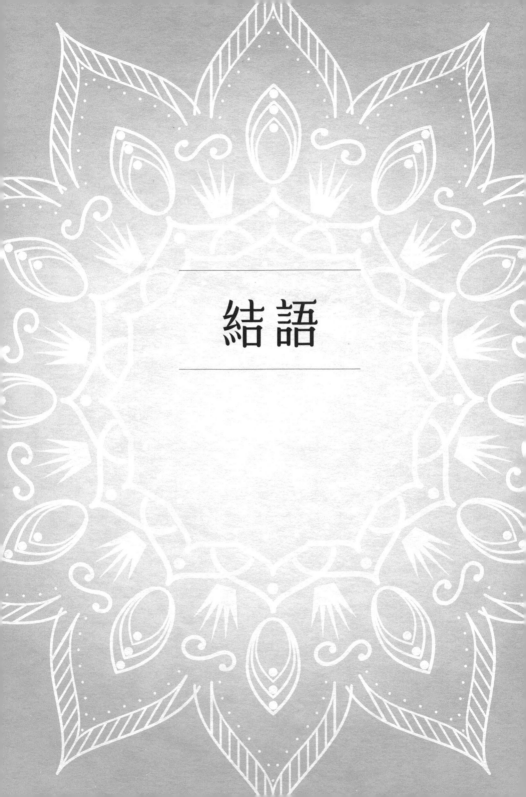

結語

每次瑜伽課要結束時，我常會說：「今天的最後，我們要回到最一開始⋯⋯」通常是帶領學員重新與呼吸連結。

因此，在這段旅程的尾聲，我們不妨也回到最一開始：追尋魔法的起點。

我們一起探索了瑜伽和巫術的許多概念與實作靈感，在魔法和靈性領域之間悠遊。這兩個主題對我深具意義，我也非常享受能與你分享、一同踏上旅程的機會。瑜伽和巫術是帶你深入洞察自我、深化連結的工具。女巫和瑜伽士的修行之道，都在追求自然與能量的平衡，並承襲自古以來療癒師、靈性導師、上師的智慧結晶。巫術和瑜伽都是一輩子的自我學習之旅，無論是人體筋膜或四時循環，修行者都從中看見了萬物一體，並發出由衷禮讚。

希望這本書能帶給你一點啟發，幫助你找到自己的魔法，也解答了你心中的一些疑惑，又或者拋出了新的問題，有待你日後深入探索。

文學小說的美妙之處，在於能帶你前往另一個世界，而且故事結束之後，那個夢幻世界仍會長存心中。不過以這本書來說，讀完才是真正的開始。所以⋯⋯現在你有工作要做了！

你可以用這本書來療癒心靈、尋找靈感，不妨實際操作書裡的練習，或是進一步發想、腦力激盪。你也可以跟別人分享這本書。不管是瑜伽士、女巫或手工藝家，當一群具有神奇能量的人聚在一起，總會發生魔法般奇妙的事⋯⋯拓展你的交友圈，找到你的夥伴、你的支持團體，與老朋友重新搭上線，關懷你的好姊妹。這些人與人的連結會幫助你找到內在的魔法泉源，讓你的心更開闊，讓想像力擁抱無限可能。

瑜伽和巫術是充滿豐富視覺與肢體元素的藝術，可惜書本篇幅有限，無法編排太多美麗的圖像。因此，除了閱讀本書，你也可以到官方網站瀏覽其他參考資訊，我們也有一個臉書社團，讓大家交流、分享，將旅程延伸到書本之外。這本書不會是終點，因為還有太多值得我們探索、發掘！藉著瑜伽和巫術，我們找到了內在力量，學習主導人生、成為身心靈的主人。在瑜伽和巫術的引導下，我們能一步一步創造自己想要的生活。這些魔法能量絕對不止眼前所見，也超乎你我想像。魔法的顯化常常讓人意想不到，也許它會變成一位貴人、老師、愛人、新朋友，或是一個機會、新工作、新冒險等等。

　　魔法是你能展開的一段旅程。透過魔法，你會得到又驚又喜的體驗，找到自由解脫的喜悅。魔法邀請你關愛最真的自我，珍視地球上的芸芸眾生。我們能選擇看見、歌頌生命的美妙。我們能選擇善待他人，尊重彼此之間美好的差異，同時體認到我們都是地球母親的子民，是命運共同體。

　　對我來說，一位充滿力量，自主、自信的女性，就像一股銳不可當的自然之力，能在世界上創造有如魔法的不凡。很多人已經對周遭的一切麻木，與自己疏離，與天生的能力疏離。也因為這樣，用直覺感受、聆聽身體這樣簡單的事，竟變得如此妙不可言，甚至被稱為巫術⋯⋯也許這真的是巫術吧，因為與自己的身體在一起，確實是好特別的事。

　　最後，我想摘錄一段「喚醒女巫冥想」引導語（全文收於附錄），作為結語：

它提醒了我們：魔法的力量存在每個人身上。這些年來，我們與自己的力量、直覺變得疏離，淡忘了曾經與自然界的親密、對萬物規律的了解。不過，美麗的女巫，在這一刻，當我們再次拿起斗篷，用它包圍自己，我們慢慢記得了……

　　我們開始找回連結，重新感受到身體裡流動的魔法……

　　當你在月光的照耀下穿越這片大自然，你也許撿起了一根能平靜、安撫心神的薄荷枝，一朵舒緩的洋甘菊，或是象徵愛的玫瑰花苞。我相信你早就知道這些花花草草的涵義，我甚至不用多作解釋。因為你的內心深處有著知識的寶藏。這些知識來自過去的女性，來自先前的療癒師、藥草師、女智者。她們都是女巫。她們不帶一絲暴戾或邪惡氣息。她們是療癒者，是引導者，是創造者。這份與大自然的緊密連結，是智慧女性流傳給我們的寶藏，存在我們身體的每個角落，在我們的血液裡流動，深埋在我們心中。當你靜靜穿越森林，每一位與你同行的女性都感覺到了與彼此、與萬物的連結。我們踏上了旅程，重新找回原本就屬於自己的一切：那些知識、那股直覺，以及從未消失的那份連結……

　　我們與四方元素重新連結，與內在直覺重新連結。接著，重新找回祖先的知識，重新找回一直都在自己身上的力量。此時此刻，在這個地方，我美麗的姊妹們，我們喚醒了女巫之魂，找回了內在的智慧女性。我們找回了那個通曉一切、洞察世界的女人，那個充滿力量的女人。

　　有人主動「指點」，教你如何找到你的魔法時，永遠不必理會。他們並沒有概念，也不比你了解你自己，更不懂得欣賞你血液裡流著的魔法。也許你相信這本書的所有內容，而且非常有共鳴，

又或者你半信半疑。

　　各位女性朋友、女巫、女神們！最重要的問題是——**你相不相信你自己？**

　　女巫們，Namaste！

附錄

冥想引導語

我非常喜歡帶領冥想。小時候上瑜伽課時，冥想是我最喜歡的部分。我最初買的幾張 CD 裡，有一張就是用來冥想的海洋聲音。這些舒緩心靈的音樂，讓七歲的我一頭栽進冥想的世界，也開始嘗試超級簡單的咒語和儀式。（不是什麼複雜的儀式，通常就是把不同的乳霜、保養品攪在一起，製作美麗魔藥！）

我的冥想題材主要來自四季、陰曆和女神。有時我也會用神諭卡，在冥想時抽幾張牌卡，以上面的訊息引導團體冥想。

這些引導語能作為個人冥想輔助。你可以把引導語念出來、錄成音檔，或是用這些引導語帶領團體冥想。也可以把引導語當成故事閱讀，來引導自己反思，或尋找藝術創作、日誌書寫的靈感。我特別挑選了和之前章節有關的冥想，例如月亮、女神與脈輪等。不過，這些也恰好是我自己很喜歡的幾篇！最後的兩個冥想是我特別為這本書撰寫的，分別是「喚醒女巫」和「女巫瑜伽全書：神諭訊息冥想」。

如果你喜歡聽冥想引導，我一定要大力推薦「練習冥想計時器」（Insight Timer）這款應用程式。它不只免費，裡面還有上千個冥想練習，也包含我錄的練習。尋找 Sarah Robinson - Sentia Yoga，就能找到我的冥想引導。

月亮魔法冥想

有機會的話，可以在滿月的柔光下做這個冥想，會感覺更為特別。但你也隨時能與滿月的能量連結。

讓自己放鬆下來，閉上眼睛，找一個舒服的姿勢坐下，感覺被屁股下方的坐墊、瑜伽墊或毯子接住。放慢步調，讓身體漸漸放鬆。讓呼吸的節奏平穩下來，不疾不徐。我們會花點時間，重新找到自在與平靜，再開始施展月亮魔法……

每次吸氣時，也把平靜與放鬆吸進身體；每次吐氣時，把你想釋放的東西一起排出。

舉例來說，你可以吸進安詳，吐出恐懼；吸進平靜，吐出焦慮……讓每一次吸氣，都將療癒、滋養的事物帶入身體，每一次吐氣，都排出了你不再需要、對你沒有幫助的東西。

不管現在是什麼季節、什麼時間，不管頭上的月亮是什麼模樣，此刻，我們要觀想一個又大又圓、美麗動人的月亮，高掛在夜空中。月娘無時無刻陪伴著地球上的我們，也與許多女神傳說有關。她代表了女性的陰柔、循環，象徵著身體與大地的韻律及消長。女神塞勒涅、阿蒂米斯、黛安娜、希娜都在那裡，散發著月亮神聖的能量。

在這裡，在我們休息的這個地方，滿月的柔光灑落大地。想像自己沐浴在一片銀白色的光裡，想像明亮的月光洗去了身上的任何緊繃與疲憊，洗去了心中來來去去的雜念與煩憂。滿月的亮光淨化了身心，就像一個溫暖的擁抱，讓人感到療癒、撫慰。

透過你的心靈之眼，觀想自己來到一個美麗、寬廣的空間。你的腳下是一片草地，當你從這裡抬頭仰望，滿月變得更清楚了。我們赤腳站在柔軟的草地上，每一株小草都在月光柔和的照耀下微微發亮。我們踩著輕盈、悠閒的腳步，緩緩走過這片綠地。我們遇到了一群美麗的女性，每個人手裡都提著一盞燈籠，在地球上形成了

一個壯麗的星座。燈籠的光照亮了她們的臉。她們對你微笑，流露友善、溫暖的氣息，你感覺到她們一直期待著你出現。她們轉身，開始往遠方走去，你有一股跟上前的渴望。跟著這群美麗的人自在地走著，你按捺不住滿心期待，也許美好的事情就要發生。

　　燈籠的光帶著你穿越一座茂密的森林，在你們安靜行走的過程中，滿月的柔光灑落在每個人身上。你來到了森林裡的一塊空地，提著燈籠的女人們圍著你排成了一個大圓圈。一個女人往前走了出來，手裡拿著一件帶有銀色、灰色和白色的長袍，在月光下閃閃動人。你從沒見過如此美麗的長袍。你把長袍穿上，感覺質地如此輕柔、溫暖，彷彿長袍是用愛與光織成的。

　　你站在月光下，被這一圈燈籠、這一圈星星、這一圈美好的女性圍繞著，也許她們是你認識的女性，或者是來自世界各地的月亮女神。他們也可能是森林仙女和花精靈，或是任何讓你感覺舒心的美好力量。

　　當你站到圓圈的中心，你看到一棵大樹被砍倒後，留在地面的根部。原來，一棵巨樹不久前倒下，為你留下這張用來施展魔法的大圓桌。走上前時，你看見樹幹上擺了琳瑯滿目的物品，都是你今晚創造月亮魔法需要的用具。有大碗、盛有液體的小巧玻璃瓶。有彩虹般繽紛的蠟燭，還有線香、藥草與花瓣等，就像一個別緻的魔藥調劑工作台，各種用具、材料應有盡有。這一切都讓你感覺興奮、特別，卻又異常地熟悉。

　　你首先拿起了一個大碗。它的質感如此光滑、溫暖，也許材質是木頭，或是陶瓷，或是金屬或玻璃。觀想你手裡捧著一個美麗的大碗，觀想它的顏色與材質。當你往碗裡凝視，你立刻知道自己

今晚想要顯化什麼。你已經知道你想召喚的魔法：是勇氣，或是療癒，或喜悅，也許是愛，或是和平。慢慢在心中拼湊出你的魔法，透過心靈之眼充分去觀想它的樣貌。

當你看著眼前的玻璃瓶和花草素材，你已經知道自己要用哪些材料，來創造今晚的月亮魔藥。你拿了需要的花瓣、藥草、精油、酊劑和萃取液。讓你的心引導你準備所有材料，接著放入大碗裡混合，在瑰麗的月色下調製顯化魔法。

也許你從一個碗裡拿了一把玫瑰花瓣，用來代表愛情；也許你從另一個碗裡拿了幾顆閃亮的珍珠，作為力量的象徵；也許你選了幾種美麗的調色精油，為魔藥注入喜悅；你可能選了幾種香水，象徵情慾，或是幾根白色羽毛，增添和諧。盡情挑選，將你喜歡的素材全部放進碗裡。仔細觀想你拿的材料，以及它們對你的意義。

接著，你拿起一根閃閃發光的銀色湯匙，開始將碗裡的所有材料拌在一起。這些美妙的材料彼此結合，創造出世上最美麗的魔藥水。碗裡的液體如夜空中的繁星，閃著微光，紫色、粉色或黑色等各種顏色，彼此交織、融合，像銀河系一樣散發夢幻色彩，更有微小的光點參雜其中，發出燦爛光芒。你集中心神，再次將注意力放在今晚想顯化的事物上。

你把想顯化的關鍵字放在心裡，但是周圍提著燈籠的女人們都聽見了，就好像你大聲說了出來一樣。

當你將魔藥水舉向天空，其他女性也將手裡的燈籠舉高。讓今晚的月亮成為見證人，看見你的願望、你的夢想、你的顯化。

月亮彷彿聽見了你的心願，變得更亮了一點，為你的圓圈灑下更多光芒。月亮將耀眼的光照在圍繞著你的女性身上，光芒越來越

亮、越來越刺眼。最後,她們都化為一道光,瞬間消失了。

看著手裡的碗,你知道接下來要做的事:你將碗高舉,接著慢慢傾斜,讓裡頭的液體淋在身上,像一場溫暖的光之沐浴。讓這個夢幻液體、魔藥水,這個迷人的銀河之湯,從頭到腳流遍全身。你感覺到魔藥水的溫暖、怡人的芬芳。花點時間沉浸其中,感受被色彩包圍,被魔法包圍,被月光包圍。就在液體布滿你全身的瞬間,它滲入了你的皮膚,立刻消失了。你回到原本乾爽、潔淨的狀態,身上還穿著美麗的月亮長袍。

此時,光之魔法圈裡已經沒有提著燈籠的女性,只有頭頂的月亮仍以柔光照耀。你知道自己該離開魔法圈了。你可以繼續穿著溫暖、舒服的長袍,將大碗放在木桌上,準備好下一次再到森林裡,慶祝滿月的美好。

白光脈輪冥想

找一個讓你舒服的姿勢,坐下來或躺下來都可以。感覺你的呼吸,覺察吸氣和吐氣,慢慢放鬆。感覺你的身體鬆軟下來,好像要下沉到地面。輕輕地閉上眼睛。

將你的注意力帶到頭頂上方一點點的位置,這裡是你的頂輪。想像在你的頭上,有一朵純白的蓮花花苞,散發著聖光與能量。

想像這朵發光、純白的蓮花花苞,慢慢地轉動,接著,花瓣開始展開,直到每片花瓣都完全舒展、綻放。這朵特別的蓮花將光明和溫暖的能量,注入了你的頂輪,你的頭頂因為這道光而感覺溫暖、舒緩。

這道光開始往下移動，經過你的第三眼脈輪，以及喉輪，為你的脈輪，以及你，都注入光芒。你感覺這道光逐漸填滿了你的身體，為每個細胞注入滿滿的愛，你感受到越來越多的光、越來越多的溫暖。

這道光繼續往下，經過心輪、太陽神經叢輪、生殖輪，以及最後一個，海底輪。

你的整個身體都充滿了光。好多、好多的光，多到這些光開始從你的身上往外發散，形成一個白色的氣場。這個氣場就像一把防護傘，能保護你的能量，遮擋人生中的風風雨雨。

繼續在耀眼的光之能量中呼吸，感覺此刻，你身體裡的每個細胞都獲得滿滿能量，也充滿了光。在接下來的幾分鐘，靜靜沐浴在這樣的光裡，感覺它像一個溫暖的擁抱，療癒了你的全部，讓你感覺重獲新生。

做幾次深呼吸，接著，請你覺察此刻身體的感受。你可以動動手指、腳趾。或是做點伸展，感覺自己的注意力再次回到身體。你可以將雙手放在胸口，或是任何脈輪上。放鬆下來，讓愛與光的能量繼續在身體的每個細胞裡閃爍光芒。

喚醒女巫冥想

在你讓身心靜下來，準備進入冥想、重新喚醒內在女巫之前，請你準備一個東西：任何可以把自己包起來的織品，例如毛毯、萬用毯、睡袍或大浴巾。這能讓你在過程中覺得溫暖、舒服。更重要的是，親愛的，在今天的練習裡，這個你用來包住自己的東西，代表了你的女巫斗篷。

這個斗篷象徵著我們身為女性和女巫的內在力量。它提醒了我們：魔法的力量存在每個人身上。這些年來，我們與自己的力量、直覺變得疏離，淡忘了曾經與自然界的親密、對萬物規律的了解。不過，美麗的女巫，在這一刻，當我們再次拿起斗篷，用它包圍自己，我們慢慢記得了⋯⋯

我們開始找回連結，重新感受到身體裡流動的魔法。

當你在這個舒服的空間裡沉澱、放鬆，讓包住你的這條溫暖毛毯，代表你此刻需要的一切。也許是愛、是療癒、是原諒，或是力量⋯⋯

讓自己被這種感受團團包圍，感覺自己開始放鬆。當你輕輕閉上雙眼，放慢呼吸的節奏，我們的心也開始平靜下來⋯⋯進入安定自在的空間⋯⋯

當我們讓身體安靜下來、平息一切波動，透過心靈之眼，我們看見自己赤腳站在一片草原上，腳底下的草非常柔軟。在我們頭頂上的，是星光閃爍、明月高掛的夜空。想像這樣的空間時，我們看見自己身上穿的斗篷出現了變化⋯⋯也許變成你喜歡的顏色組合、有五彩亮片點綴，或閃閃發光；也許印有精緻的樹葉、動物或其他象徵圖案。仔細觀想自己像大樹一樣站得直挺挺的，雙腳穩穩踩在大地上，身上穿著一件如此美麗的斗篷。

你感覺與周圍環境融為一體，內心平靜安詳。所有元素都在這裡了。你雙腳所踩的大地，輕拂衣角的柔和晚風。天上星星的溫暖與火，以及你內在的溫暖和內在之火。還有流淌在你血液中、滋養全身的水。所有元素都與你在一起。而你與這個空間合為一體。

環顧四周，你看到樹木參天。當你站在原地、欣賞這片美景之時，你看到遠處還有其他女性出現，一個接著一個，她們赤腳走在草地上，每個人都穿著自己美麗的魔法斗篷。她們從樹林裡走出來，你加入她們，一起慢慢、悠閒地走到一個特別的地方。當你腳踩大地，每一步都能感覺與大地的連結，你從樹梢下穿過，看見綠葉、花朵與纍纍的果實。你感謝樹木提供了遮蔽，一路守護你進入森林。

當你在月光的照耀下穿越這片大自然，你也許撿起了一根能平靜、安撫心神的薄荷枝，一朵舒緩的洋甘菊，或是象徵愛的玫瑰花苞。我相信你早就知道這些花花草草的涵義，我甚至不用多作解釋。因為你的內心深處有著知識的寶藏。這些知識來自過去的女性，來自先前的療癒師、藥草師或女智者。她們都是女巫。她們不帶一絲暴戾或邪惡氣息。她們是療癒者，是引導者，是創造者。這份與大自然的緊密連結，是智慧女性流傳給我們的寶藏，存在我們身體的每個角落，在我們的血液裡流動，深埋在我們心中。當你靜靜穿越森林，每一位與你同行的女性都感覺到了與彼此、與萬物的連結。我們踏上了旅程，重新找回原本就屬於自己的一切：那些知識、那股直覺，以及從未消失的那份連結。

我們來到了森林中間的一塊空地。樹木圍繞著你，守護你的安全，提供庇護。在你頭上，夜空在月光與星光的點綴下如此明亮。你和其他女性圍成了一個魔法圈，彼此手牽著手，各種顏色、臉孔、靈魂聚在一起，組成了像萬花筒般絢爛的圓圈。

雙腳踩地，胸口敞開。在魔法圈中連結，在同為女人中找到連結。與四方元素重新連結，與內在直覺重新連結。接著，重新找回

祖先的知識，重新找回一直都在自己身上的力量。此時此刻，在這個地方，我美麗的姊妹們，我們喚醒了女巫之魂，找回了內在的智慧女性。我們找回了那個通曉一切、洞察世界的女人，那個充滿力量的女人。

當你和其他女性仰望天空，一道閃光劃過天際，原來是一顆流星。你與其他女巫、與祖先、與姊妹們相處的時光，讓你感覺充滿力量。

最後，你們打開了這個圈，鬆開了彼此的手。當你們在皎潔的月光下互相道別，你知道無論何時，你都能再次回來，重新找到連結、找回力量。魔法圈已打開，但永遠不缺損。

你可以繼續感受你的力量，停留在這個安全的空間裡，想要停留多久都可以。祝福你，我親愛的女巫。

女巫瑜伽全書：神諭訊息冥想

寫到這一章的最末，我想起在書的開頭，我提到自己有時會抽神諭卡牌，來引導當天的冥想主題。我接著想：「這樣的話，我應該要設計一個特別的冥想，好好回饋閱讀這本書的每個讀者！」

於是，在一月的滿月夜，我拿出最喜歡的女神神諭牌卡，並抽出四張牌作為指引。我問牌卡，有沒有什麼訊息要我傳達給這本書的讀者？ 在錄冥想引導的過程中，我抽出神諭卡，翻開卡片，然後單純憑著直覺，把心裡想到的都說出來。下面的引導語就是錄音檔的逐字稿。這個冥想專為這本書和所有讀者設計，獻給書本前的你！（其實在抽牌之前，我有點緊張：要是牌卡的訊息不是我想要的，不適合這本書，那怎麼辦？ 如果我看著卡片，結果腦袋一片

空白怎麼辦？ 後來我下定決心，就做這一次吧！ 結果，就跟之前的每一次一樣，神諭和女神給的訊息實在太妙、太剛好了！ 使用神諭卡時，別忘了這個訊息也許對當下的你代表某種意義，也可能意義在未來才會完全顯現。）

　　親愛的女人、女巫、女神，歡迎你！

　　這是屬於你的時刻。請你找一個溫暖、舒服的空間，慢慢安頓下來。找一個讓你感覺被支持、能卸下肩膀重擔的地方。在這個地方，你能完全臣服，在地球母親的懷抱裡全然放鬆。

　　輕鬆、自在地呼吸，放慢吸與吐的節奏。每次長長的吸氣，你也把想要的任何事物吸了進來。每次長長的、放鬆的吐氣，也把想要放下的事物吐了出去。今天，我們要踏上一段旅程，與女神相遇，探索女神想給我們的訊息。

　　讓自己徹底放鬆，進入平靜、自在的空間。在這個空間裡，你能與直覺連結，與慈悲和溫柔連結。這是一個充滿魔法與靈性的空間，你能聽見自己的心、自己的呼吸，還有自己內在的聲音。

　　現在，我們要暫時放下生活的繁忙，脫離外在世界的喧鬧。我們要想像自己身處在一片大自然裡，舒服地休息。想像一個能看到夜空的地方。也許我們在一座花園或公園裡、在沙灘上，或是在鄰靠海洋的高崖上。我們也許來到了一座茂密的森林，或是寬廣遼闊的草原。你可以觀想自己在任何地方，記憶中或是想像的地方都可以。這個美麗的自然空間是你現在需要的休息地。

　　用感官仔細感受這個想像的空間。你看到了什麼？ 身旁有聳參天的大樹嗎？ 你能夠在夜晚的空氣裡，嗅到花朵與泥土的

芬芳嗎？或是海草和海風鹹鹹的味道？又或者，你在溫暖的晚風中，聞到了松針的清香或茉莉花香？你能感覺到腳底下的大地嗎？你感受到的是青草的綿軟，還是沙子溫暖的顆粒感？盡情觀想這個特別的空間，這個屬於你的空間。

當你從這裡抬頭仰望，你看到圓月高掛，如此美麗、如此明亮，星星一閃一閃，點綴了絲絨般的夜空。夜色是一抹濃濃的黑，深沉而溫暖，像一條溫暖的毛毯，將你柔柔圍住。

當你在欣賞四周的風景時，你注意到不遠處有一叢美麗的篝火，還聽到木柴燃燒時劈啪作響。熊熊的火焰在晚風吹拂下恣意舞動，將篝火的影子拉得好長好長。篝火旁站了四個人，每一個都穿著不同顏色的美麗斗篷，在火光的照耀下閃閃發亮。你不禁想走上前去，加入他們。當你站到圓圈裡，跟其他人一起圍著篝火，圓圈現在完整了。

今晚，你們都被引導到了這個地方。你和這四個非常特別的人，就像地、空、火、水、乙太五大元素一樣，在今夜相聚，等著聽取、傳達一個特別的訊息。

你們五人彷彿有心電感應一樣，同時在火堆旁坐了下來，沒有人說半句話。當其他人拉下斗篷的兜帽，你第一次看到祂們美麗的臉孔。在你眼前的是四位女神，四個非常特別的人，也許對你來說，祂們就像你生命中認識、珍愛的女性，分別代表了神聖女性的四個面向。或者，這四位女神代表了光或火花，也許是不同顏色或能量。也許要等到知道祂們每一個人是誰，你的心靈之眼才能看得更清楚……不過，祂們看著你的目光是如此慈祥、溫柔，你知道祂們要給你的訊息，一定是充滿愛與智慧的鼓勵。

第一位開口的美麗女神，是古羅馬智慧女神米娜瓦。祂代表的神聖女性面向是信念。祂要給你的智慧之語是：「帶著你選擇的信念謹慎前行。現在，你必須揚棄對你沒有幫助、打擊你、阻礙你的信念。現在，你必須相信自己，相信自己的力量、自己的美麗、自己的能力。」

　　你感謝米娜瓦給你的愛與訊息，接著花點時間反思祂所對你說的話。

　　第二位女神是神聖女性的原型，祂是「野獸女神」（Lady of Beasts），也是蘇美文化的生育女神。祂身旁常有動物圍繞，這些動物與祂的生育週期連結，會照顧祂的幼子，守護祂愛的人。今晚，野獸女神來到這個圓圈裡，想帶給你和關係有關的訊息。祂想告訴你：「隨著你展開重要的旅程，找到最真的自己，並勇敢做自己。」

　　野獸女神是創造女神，正如祂巧手化育萬物，祂也鼓勵你創造有益的關係與互動，讓自己從中獲得滋養、成長。花點時間想想女神對你說的話，接著感謝祂給予的訊息和愛。

　　第三位女神是美麗的印度教女神拉克希米，也是帶來豐盛的吉祥天女。祂要給你的訊息是：慶祝生命裡的各種豐盛、享受大自然的富饒吧。慶祝你的能力、你的力量。祂要對你說：「你就是豐盛。你就是無限！」

　　請沉澱幾分鐘，反思拉克希米給你的訊息，並感謝祂對你的關愛。

　　接著，圓圈裡的最後一位女神轉向你，祂是日本的太陽女神天照大神，也是象徵美麗與陽光的女神。在此刻的化身裡，祂想要鼓勵你，溫柔地指引你踏上眼前的路，並在旅途中找到力量、自由與

智慧。祂說：「你是如此美麗！」當你領受天照大神的訊息時，你感覺到篝火的溫暖與明亮，感覺到四位女神散發的溫暖與光芒。你沐浴在祂們今晚帶給你的光明和智慧之中。

你的臉上出現會心的微笑，知道女神準備離開了，因為遠方地平線的一端出現微光，代表太陽即將升起、力量即將來臨。白晝與光明就要到來。隨著太陽慢慢從地平線下探出頭來，第一道曙光以金色的光芒照耀大地，四位女神突然化為一道溫暖的亮光，轉眼間消失了。

你留在原地，心裡還記著祂們昨晚傳達的訊息，還能感受到祂們帶來的溫暖和愛。從祂們的話裡，你有了一點點頓悟，體會到了一點特殊的深意，你將帶著這點智慧微光，邁向未來的旅程。你知道在學習、成長的路上，在你努力的過程中，祂們會一路守護你。擁抱你內在的力量，那股從未離開過你的力量，那股身為女人、女巫和女神的強大力量吧！

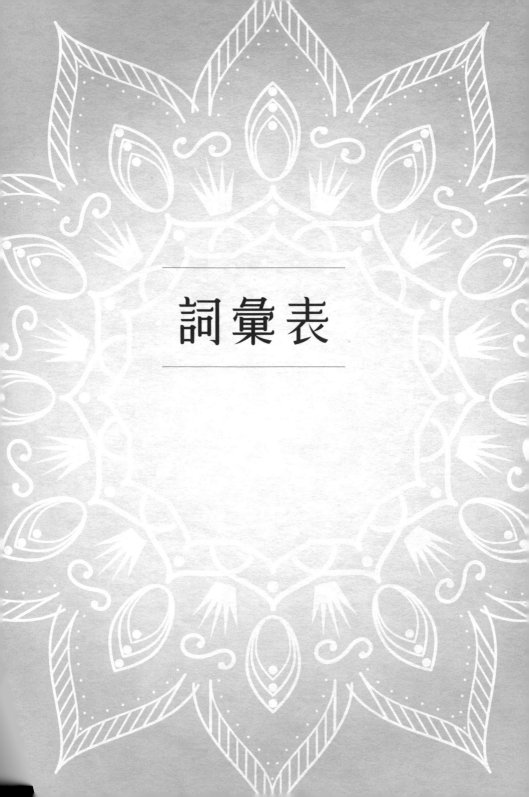

詞彙表

女巫

指獨具智慧者；修習魔法之人。修煉內容可能包含但不限於施作咒語、法術、儀式與祭典。英文的「witch」一詞來源眾多，包含古英文字「wicca」與「wicche」，意思是「智慧的」。另一字源為「weik」，意為「彎曲、纏繞」。世上有形形色色的人類，自然也有各式各樣的女巫，你能自由決定如何稱呼自己。有些名稱我是第一次聽到，但是真的太優美了，一定要介紹給大家！這些名稱也證明了，你想成為什麼樣的女巫都可以。你能專精於任何領域，也可以直接稱自己為女巫，或是加上頭銜，展現你熱衷的領域或專業技能。

水晶女巫（Crystal Witch）

以水晶與寶石為工具的女巫，修煉內容包含水晶療癒、水晶冥想或脈輪平衡。水晶女巫對礦石非常有研究，能辨別各種礦石，善用其屬性與能量。

兼修女巫（Eclectic Witch，又譯「折衷女巫」）

兼修女巫會從各種流派中揀選符合個人需求與能力的概念，並加以揉合，創造自己的獨門巫術。這種修煉風格與混沌魔法類似。

精靈女巫（Faerie Witch）

特別專注於精靈族（地精、精靈、仙女與妖精等）、神話，以及精靈族與自然界的關係。

綠女巫（Green Witch）

綠女巫的巫術借重大自然、自然元素或能量。綠女巫通常也是厲害的藥草師、綠手指與手工藝家。她與自然循環共生，並以崇敬之心對待所有自然景物。

樹籬女巫（Hedge Witch）

樹籬女巫深諳藥草特性，運用自如，並具有星光體投射與占卜能力。她能擔任靈界或星光界與物質世界的中介者。

廚房女巫（Kitchen Witch）

廚房女巫（又稱鍋爐女巫）特別專注於居家及鍋爐魔法。廚房巫術的施作通常會用到精油、藥草、食物與日常用品。

海洋女巫（Sea Witch）

海洋女巫與大海的能量調和共生、關係緊密，能深刻感受大海的節奏與力量。

瑜伽女巫（Yoga Witch）

我不是第一個想到要將瑜伽和巫術結合的人。如果在 Instagram 上搜尋「#YogaWitch」，你會找到兩萬五千多張圖片！ 不過，我很榮幸能盡自己的一份力來推廣瑜伽女巫的概念。瑜伽女巫是將智慧、修行編織在一起，在瑜伽之路上為他人創造空間的人。

巫術的不同流派

異教（Paganism）

多種信仰的統稱，可用來描述非主流的宗教。在許多領域，「異教」一詞係指任何以崇拜地球、大地為主的靈性信仰。

混沌魔法（Chaos Magic）

此魔法流派發源於二十世紀晚期的英國。常見術法為創造符印。混沌魔法追求特定結果，因此有時也稱為「成功魔法」（success magic）或「結果導向魔法」（results-based magic）。

黛安娜威卡教（Dianic Wicca）

近代興起的威卡教流派。黛安娜威卡教於1970年代發源自美國，奉行女性主義，主要發揚女神的主權。

德魯伊教（Druidry）

一種靈性信仰，推廣和諧共生、連結，以及對大自然的崇敬。

民俗魔法

一個特定群體或文化所呈現的魔法信仰與習俗。民俗魔法重視實務應用，講求促成真正、實際的轉變，例如緩解燙傷、舒緩頭痛等。

威卡教／加德納威卡教（Gardnerian Wicca）

現代／新異教宗教，由傑拉德・加德納（Gerald Gardner）於1950年代推廣至民間，教徒的靈性修煉包含修習巫術。威卡教流派眾多，不同巫師集會的價值觀、儀式作法也有差異。《威卡教訓諭》為威卡教徒奉行的道德原則與價值理念。

女巫的專業術語

祭壇

進行儀式的核心空間，在祭祀神靈與施作咒語時尤其重要。

儀式刀（athame）

用於儀式與咒語的短劍。在威卡教傳統裡，儀式刀的刀柄通常為黑色，且只能作為象徵性的儀式用具。

影子書／魔法書（Book of Shadows / Grimoire）

記載咒語、魔法與魔法象徵物的文字紀錄，可代代相傳沿用。女巫能在影子書裡做任何筆記，或記錄認為合適的內容。某些集會與威卡教組織對於影子書的使用有嚴格規定。

召喚

在巫術或靈性工作開始時的預備儀式。召喚的用意是召請與指南針四個方位連結的元素能量，進入魔法圈。

設置魔法圈（Casting a Circle）

在施作咒語和儀式時，設置魔法圈的目的是定義神聖的儀式或操作空間。魔法圈由能量構成，不同魔法流派的用途各異。

大釜（Cauldron）

女巫的大釜是轉化與重生的象徵，代表了神聖女性、子宮。大釜經常與魔杖、長劍、儀式刀搭配使用，反映神聖女性與男性的意象。

聖杯（Chalice）

聖杯常見於各種巫術流派的儀式，有時用於盛裝液體。聖杯象徵女性與水元素。

象徵物（Correspondence）

說明自然界與魔法界象徵關聯的圖表。魔法對照表能幫助我們結合同屬性的元素，強化咒語和儀式的能量。例如，月亮對應的顏色是銀色與白色。你能參考書籍裡現成的對照表，或是設計自己的版本。

集會（Coven）

集會通常指小規模的女巫和／或威卡教徒群體，成員會定期在特別

的日子聚會。集會成員會聚在一起分享知識、慶祝節日或月亮儀式、施作魔法咒語等。

元素精靈（Elemental）

元素精靈是與四大元素相關的魔法生物。精靈又分為許多種，常見的包含：地精靈，如諾姆與皮克希；水精靈，如寧芙（nymph）和美人魚；風精靈，如西爾芙（sylph）和天使；火精靈，如火蠑螈（salamander）與龍。

分點（Equinox）

當太陽運行到天球赤道與黃道的交點，造成晝夜時間等長，是為分點。太陽每年會來到分點兩次，分別為春分與秋分。

月亮儀式（Esbat）

月亮儀式是集會成員聚集進行祭儀，或女巫潛心修煉咒語的特殊日子。視流派傳統而定，月亮儀式可能會在滿月或新月時進行，也可能兩天都進行。

顯化（Manifestation）

透過書寫或思考，將意念集中在希望發生的事情上。有助顯化的做法包含施展顯化咒語及儀式、顯化冥想，或是製作顯化巫瓶、盒子和碗等。

力量動物（Power Animal）

力量動物以自身的動物原型，體現了物種具有的特質。在個人的不同人生階段，動物能扮演引導、支持、啟發的角色。力量動物又稱為靈獸、靈性守護者、指導靈或圖騰動物。

八大節慶（Sabbat）

威卡教與傳統女巫等異教慶祝的節日與慶典。依照年度之輪的循環，每年通常有四次或八次太陽慶典。有些流派結合凱爾特習俗，以四個火之慶典作為太陽節慶，亦即聖燭節、五朔節、收穫節與薩溫節。有些傳統也會慶祝春秋分和冬夏至。

靈視占卜（Scrying）

一種占卜方法，主要使用會反射的表面（如占卜鏡或水晶球）進行。女巫會以眼注視表面，或讓視線穿透，藉此進入出神狀態，看見靈視異象。

符印（Sigils）

代表內心渴望或意圖的圖像。作法一般是把意圖用英文寫出，接著將字母濃縮、變體，形成一個圖示。

單方（Simple）

使用單一藥草製成的魔藥水，用於療癒。

薰香棒（Smudge）

薰香棒以乾燥花材或香草捆成，用於燃燒、產生薰香，為淨化空間用具，源自北美傳統文化。許多瑜伽教師（包含我）也會使用薰香棒。點燃鼠尾草薰香棒、祕魯聖木的沉香木或線香（傳統瑜伽流派經常使用），能創造做瑜伽和冥想的神聖空間。

至點（Solstice）

至點是一年當中，太陽來到空中最高或最低點的日子。夏至時，太陽在一年之中的位置最高，因此白天最長。冬至時，太陽在天空的位置最低，那天的白天也最短。

咒語

施咒是刻意集中能量，用以實現特定目標的行為。咒語一般可寫下或念出，其效力取決於文字的力量與內心意圖的強度。

魔杖

用於儀式工作的魔法棒（通常以木材製成）。根據流派不同，魔杖可能與陽性能量、風或火元素相關。魔杖能用於集中能量，或作為攪拌用具。

威卡教訓諭（Wiccan Rede）

《威卡教訓諭》以詩歌形式呈現，由朵琳·瓦倫特（Doreen Valiente）於1964年寫成。現今多以其中一行詩句「只要不傷害別人，盡爾所欲」（An'ye harm none, do what ye will.）為訓諭宗旨。《威卡教訓諭》被威卡教各派視為基本倫理守則，目前有多種版本，各集會的解釋也可能不同。有些非威卡教巫師也會遵循類似的規章。

巫瓶

一種作為防護咒語的魔法物品，至今已有數百年歷史。過去有女巫會在巫瓶中放入繡針、鐵釘等尖銳物，用以抵禦邪靈。

梵文字詞

Asana

體位法；肢體動作。

Ayurveda

阿育吠陀，意為「生命的科學」，被視為瑜伽的姊妹科學。

Chandra

月亮。

Dosha

在阿育吠陀哲學裡，每個人體現元素能量的方式都不同。Dosha 指的是個人的「體質」、獨特的元素組成。

Mantra

用於冥想的梵咒或梵唱。梵咒有助將意念集中於某個目標，也有鎮靜心神的作用。

Mudra

引導生命能量的手印，或手勢結成的封印。

Namaste

瑜伽士與印度教徒在見面或道別時常用的問候語。其涵義有多種解讀，通常與向對方致敬有關，我最喜歡的解釋是：「我內在的光，向你內在的光致敬」。

Prana

生命能量、生命力。與中華文化「氣」的概念相同。

Samsara

字面意思為「遊蕩」或「世界」，衍生有無限循環之意，也能用來指死亡與重生的輪迴。

Samskara

在瑜伽哲學裡，「samskara」是一個人的思想、行為和意念在心裡留下的印記，也是過往作為在潛意識中留下的刻印。

Samyama

三耶眜，意為綁在一起、結合、統合。同時做到凝神（dharana）、禪定（dhyana）與三摩地（samadhi），即修成三耶眜。

Sankalpa

意圖。

Sanskrit

梵語，一種古老的印度語言，相傳字母具有特殊力量。

種子梵唱／種子音

特定的單音節聲音，如「Om」。渺小的種子音，能孕育各種偉大！

Siddhis

悉地，直譯有「獲得」、「成就」、「力量」之意。

Smarana

意為「記得」、「發現」。

Surya

太陽。

Svadhyaya

自我進修、內省自覺。

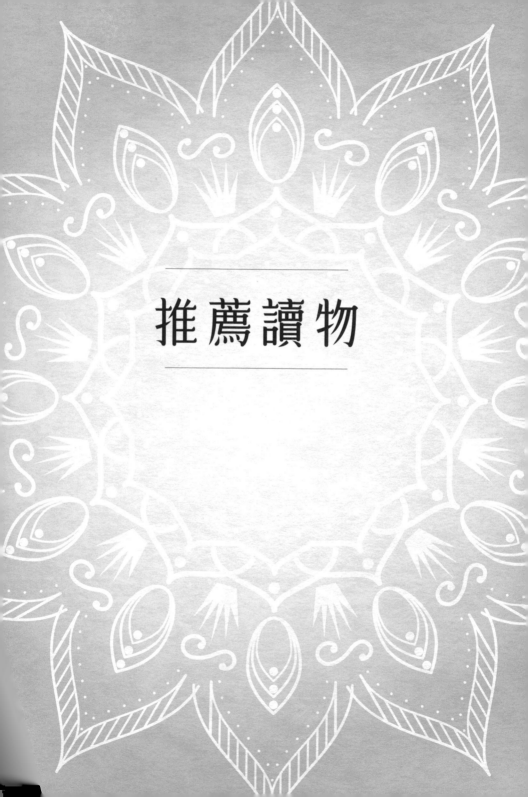

推薦讀物

我的第一本瑜伽書來自我的瑜伽啟蒙老師蒂娜（Tina），書名是《The Beginner Bear's Book of Yoga》，作者是羅莎蒙德・理查森（Rosamond Richardson）和詹姆斯・沃德（James Ward）。當時，十一歲的我寫了一首關於瑜伽的詩送給她，而那本書是老師給我的回禮。在書的第一頁，老師寫了：「願妳繼續享受瑜伽之旅。」我到現在還留著這本書，也一直把老師的話牢牢記在心裡。

　　這些推薦讀物只是幾個例子，還有很多值得一讀的好書。但是，在我學習瑜伽和魔法的一路上，有幾本真的讓我收穫良多，心得滿滿！在這本書裡，我沒有引述太多書籍，因為我想把重點放在述說自己的故事上。不過，這些書帶給我許多創作靈感，也讓這本書更豐富、有內涵，希望你們也喜歡。

瑜伽

《Hatha Yoga Illustrated》—馬汀・柯克（Martin Kirk）、布魯克・波恩（Brooke Boon）、丹尼爾・迪圖羅（Daniel DiTuro）著

《Yoga Sutras of Patanjali》—愛德溫・布萊恩特（Edwin F. Bryant）著

《Art of Attention》—艾蓮娜・布勞爾（Elena Brower）、艾瑞卡・賈戈（Erica Jago）著

《Yoni Shakti》—烏瑪・丁斯莫爾圖里著

《The Spirit of Yoga》—「貓」德拉姆（Cat de Rham）、蜜雪兒・吉爾（Michele Gill）著

《Everyone Try Yoga》—維多利亞・伍德哈爾（Victoria Woodhall）著

《Eight Lectures on Yoga》—阿萊斯特・克勞利著（克勞利確實是個備受爭議的人物。這本書裡有各種古怪又有趣的章節，例如「膽小者的瑜伽」和「粗鄙之人的瑜伽」，讀起來妙趣橫生！他將瑜伽和魔法比喻為戀人，也非常巧妙貼切！）

魔法、女巫、綻放力量的女性

《*Green Magic*》—羅賓・蘿絲・班奈特（Robin Rose Bennett）著

《*The Witch in Every Woman*》—羅莉・卡伯特（Laurie Cabot）著

《*Wheel of the Year: Living the Magical Life*》—寶琳・坎帕尼利（Pauline Campanelli）著

《*The Book of English Magic*》—菲利普・卡爾葛姆（Philip Carr-Gomm）、理查・海格特（Richard Heygate）著

《*The Oxford Illustrated History of Witchcraft and Magic*》—歐文・戴維斯（Owen Davies）著

《*The Magical Year*》—達努・佛瑞斯特（Danu Forest）著

《*Witchcraft: A Very Short Introduction*》—麥爾坎・加斯基爾（Malcolm Gaskill）著

《*Witchcraft and Society in England and America, 1550-1750*》—瑪麗恩・吉布森著

《*Waking the Witch*》—潘・格羅斯曼（Pam Grossman）著

《*Witch*》—麗莎・李斯特（Lisa Lister）著

《*Burning Woman*》—露西・皮爾斯（Lucy H. Pearce）著

《*Medicine Woman*》—露西・皮爾斯著

《*Real Magic*》—狄恩・雷丁（Dean Radin）著

《*The Earth Path*》—斯塔霍克（Starhawk）著

《*The Spiral Dance*》—斯塔霍克著

《*How to Turn Your Ex-boyfriend into a Toad*》—雅典娜・史塔沃曼（Athena Starwoman）、黛博拉・葛雷（Deborah Gray）著

《*Gray Weave the Liminal*》—蘿拉・坦佩斯特・扎克洛夫（Laura Tempest Zakroff）著

女神

《*Warrior Goddess Training*》—海德艾許・亞瑪拉（Heatherash Amara）著

《*You are a Goddess*》—蘇菲・巴斯福特（Sophie Bashford）著

《*Naming the Goddess*》—崔佛・格林菲爾德（Trevor Greenfield）著

《*Goddesses*》—蘇・詹寧斯（Sue Jennings）著

《*Priestess of Avalon, Priestess of the Goddess*》—凱西・瓊斯（Kathy Jones）著

《*The Goddess Oracle deck and book*》—艾米・索菲亞・馬拉辛克西（Amy Sophia Marashinsky）著

《*Goddess Wisdom*》—坦妮絲卡（Tanishka）著

《*The Inner Goddess Revolution*》—琳恩・舒曼著

《*Goddess Rising*》—琳恩・舒曼著

《*Dancing in the Flames*》—瑪莉恩・伍德曼（Marion Woodman）、伊莉諾・狄克森（Elinor Dickson）著

致謝

　　這本書能順利付梓，要感謝許多優秀女性、女巫和女神的大力協助與支持。

　　衷心感謝麗莎・尼爾森貢獻插畫長才，創作瑜伽體式解說圖，也感謝阿德里亞娜・赫里斯托瓦繪製充滿魔幻色彩的封面。感謝同為瑜伽女巫的翠西（Trish）、塔米（Tam）和凱特（Kat），謝謝你們閱讀初稿，給我建議。感謝所有朋友給我的鼓勵與打氣！我也要感謝女神廟的老師尼基・麥克奧斯蘭／史旺（Nikki McAuslan ／ Swann）及瑪麗恩・布里甘緹亞（Marion Brigantia）。

　　感謝露西・皮爾斯，謝謝你一路從旁指導、鼓勵，讓我和我的書加入 Womancraft 出版社的大家庭。

　　最後，感謝丹（Dan），即使被我的古靈精怪和巫術糾纏，仍然給我滿滿的愛、支持與關懷！

作者簡介

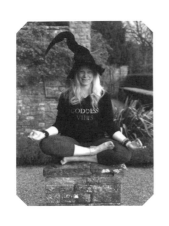

莎拉‧羅賓森現居英國巴斯（名稱源自女神蘇利斯，巴斯在古羅馬時期稱為「Aquae Sulis」，意為「蘇利斯之水」），是一位瑜伽與冥想教師。科學背景出身的她，擁有心理學與神經科學碩士學位，並曾就讀於巴斯大學、艾克斯特大學與哈佛大學。

莎拉自七歲開始學習瑜伽。她巧妙結合了自己對神話、魔法與女神的熱愛，並熱衷於以魔法為媒介，為生活注入巧思和變化。透過瑜伽、冥想和儀式，她希望幫助所有人找到自己特有的魔法與內在力量。

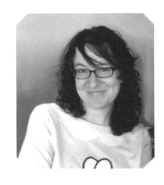

內頁插畫：麗莎‧尼爾森
（Lisa R. Nelson）

麗莎是業界知名的插畫家與畫家。她現居麻州，住在景色優美的鄉村小鎮，與大自然共生。她喜歡到附近的納舒厄河划獨木舟、騎單車欣賞海景山林，以及在動物收容所擔任志工。她想感謝體貼又熱心的男友克里斯多福‧強森（Christopher Johnson），用心將這本書的所有插畫原稿製作成數位檔案。個人網站：PainterLisa.com

Yoga for Witches
© 2020, Sarah Robinson
First published in English by Womancraft Publishing
This complex Chinese edition published by arrangement with Womancraft Publishing.,
through LEE's Literary Agency

女巫瑜伽

出　　　版／楓樹林出版事業有限公司
地　　　址／新北市板橋區信義路163巷3號10樓
郵 政 劃 撥／19907596　楓書坊文化出版社
網　　　址／www.maplebook.com.tw
電　　　話／02-2957-6096
傳　　　真／02-2957-6435
作　　　者／莎拉・羅賓森
譯　　　者／謝孟庭
企 劃 編 輯／陳依萱
校　　　對／許瀞云、周佳薇
港 澳 經 銷／泛華發行代理有限公司
定　　　價／420元
初 版 日 期／2022年10月

國家圖書館出版品預行編目資料

女巫瑜伽 / 莎拉・羅賓森作；謝孟庭譯.
-- 初版. -- 新北市：楓樹林出版事業有限
公司, 2022.10　面；公分

譯自：Yoga for witches
ISBN 978-626-7108-76-5（平裝）

1. 瑜伽

411.15　　　　　　　　111012304